Kenneth Antoniadis

Holly Davis

L'illusion anti-âge

Pourquoi nous avons mal compris le vieillissement

bup

Kenneth Antoniadis
Holly Davis
L'illusion anti-âge
Pourquoi nous avons mal compris le vieillissement

ISBN : 978-3-69173-012-8 (livre de poche)

Numéro de commande : 2049/25
Disponible également en eBook

Conception de la couverture : Kerstin Laube
Production : Michaela Witt

Bremen University Press, 2025.
Fahrenheitstr. 11
28359 Brêmen
bup@bremenuniversitypress.com
www.bremenuniversitypress.com

L'utilisation du manuscrit, en tout ou en partie, sans l'accord écrit préalable de la maison d'édition est interdite.

Kenneth Antoniadis

Holly Davis

L'illusion anti-âge

Pourquoi nous avons mal compris le vieillissement

Aperçu

PRÉFACE 11

1ÈRE INTRODUCTION 15

2. LA SCIENCE DU VIEILLISSEMENT 22

3. LES PROGRÈS DE LA MÉDECINE DES PERSONNES ÂGÉES 54

4. ENTRE MYTHE ET SCIENCE 91

5. L'AVENIR DE LA RECHERCHE SUR LE VIEILLISSEMENT 113

6) CONCLUSION - REPENSER LE VIEILLISSEMENT 135

7. CONCLUSION 152

GLOSSAIRE - TERMES CLÉS PAR CHAPITRE 156

BIBLIOGRAPHIE 161

TABLEAU RÉCAPITULATIF : LES PRODUITS ANTI-ÂGE MODERNES SÉRIEUX ET LEURS SUBSTANCES ACTIVES 165

Table des matières

PRÉFACE 11

1ÈRE INTRODUCTION 15

1.1   Le vieillissement en tant que processus biologique - un aperçu 15
1.2   L'obsession culturelle de la jeunesse 16
1.3   Entre espoir et engouement : le marché anti-âge 18
1.4   Pourquoi nous avons mal compris le vieillissement (jusqu'à présent) 20

2. LA SCIENCE DU VIEILLISSEMENT 22

2.1   Qu'est-ce que vieillir réellement ? 22
      2.1.1   Bases cellulaires et moléculaires 22
      2.1.2   L'approche "Hallmarks of Aging 24
      2.1.3   Différence entre durée de vie et durée de vie en bonne santé 26
2.2   Epigénétique et vieillissement 28
      2.2.1   Qu'est-ce que l'épigénétique ? 28
      2.2.2   Schéma de méthylation et horloge biologique 30
      2.2.3   Réversibilité du vieillissement épigénétique 32
2.3   Dommages à l'ADN, télomères et vieillissement cellulaire 34
      2.3.1   Rôle du raccourcissement des télomères 34
      2.3.2   Instabilité génomique et erreurs de réplication 36
      2.3.3   Les cellules sénescentes : Bénédiction ou malédiction ? 38
2.4   Le système immunitaire chez les personnes âgées 40
      2.4.1   Immunosénescence et vieillissement inflammatoire 40
      2.4.2   Lien avec les maladies liées à l'âge 42

		2.4.3	Approches thérapeutiques pour le rajeunissement immunitaire 44
2.5	MÉTABOLISME ET MITOCHONDRIES 47		
		2.5.1	Le métabolisme énergétique vieillissant 47
		2.5.2	Mitophagie et dégénérescence mitochondriale 49
		2.5.3	L'influence du jeûne, de la restriction calorique et des sirtuines 51

3. LES PROGRÈS DE LA MÉDECINE DES PERSONNES ÂGÉES 54

3.1	LES SÉNOLYTIQUES - LE NOUVEL ESPOIR ? 54		
		3.1.1	Que sont les cellules sénescentes ? 54
		3.1.2	Mécanismes et substances actives 56
		3.1.3	Situation des études cliniques et risques 58
3.2	REPROGRAMMATION BIOLOGIQUE 61		
		3.2.1	Les facteurs Yamanaka et l'identité cellulaire 61
		3.2.2	Reprogrammation partielle : théorie et pratique 63
		3.2.3	Opportunités et défis éthiques 65
3.3	LES THÉRAPIES À BASE DE CELLULES SOUCHES DANS LE CONTEXTE DU VIEILLISSEMENT 67		
		3.3.1	Différents types de cellules souches 67
		3.3.2	Médecine régénérative pour les personnes âgées 69
		3.3.3	Risques, limites et développements actuels 72
3.4	ÉDITION DU GÉNOME ET ANTI-VIEILLISSEMENT 75		
		3.4.1	CRISPR et autres outils 75
		3.4.2	Potentiel de réparation des mutations liées à l'âge 77
		3.4.3	Exemples d'application 80
3.5	PRÉVENTION, DIAGNOSTIC ET BIOMARQUEURS 82		
		3.5.1	Détection précoce des processus de vieillissement 82

| | 3.5.3 | Surveillance du vieillissement biologique dans la pratique .... 87 |

4. ENTRE MYTHE ET SCIENCE 91

4.1	LE MARKETING DE L'ÉTERNELLE JEUNESSE 91
	4.1.1	Le marché de mille milliards de dollars "Longevity 91
	4.1.2	Compléments alimentaires, biohacking 93
	4.1.3	Les dangers des surpromesses 95
4.2	LA PSEUDO-SCIENCE DANS L'ANTI-ÂGE 97
	4.2.1	Schémas typiques et conclusions erronées 97
	4.2.2	Médias sociaux, influenceurs et vulgarisation scientifique 100
	4.2.3	Normes scientifiques contre vœux pieux 102
4.3	CE QUI EST VRAIMENT EFFICACE - ET CE QUI NE L'EST PAS 105
	4.3.1	Aperçu des interventions fondées sur des données probantes 105
	4.3.2	Restriction calorique, exercice physique, sommeil, psychisme 108
	4.3.3	Pourquoi il n'y a pas de "pilule miracle 111

5. L'AVENIR DE LA RECHERCHE SUR LE VIEILLISSEMENT 113

5.1	LA VISION DE "LONGEVITY MEDICINE 113
	5.1.1	De la gériatrie à la médecine proactive des personnes âgées 113
	5.1.2	Intégration interdisciplinaire 115
	5.1.3	Potentiel et limites des interventions personnalisées 116
5.2	INNOVATIONS TECHNOLOGIQUES - DE L'IA AUX USINES CELLULAIRES 119
	5.2.1	L'intelligence artificielle dans la recherche sur le vieillissement 119
	5.2.2	Organoïdes, bio-ingénierie et systèmes régénératifs 121
	5.2.3	Le "jumeau numérique" du vieillissement 124

5.3	Les initiatives de recherche internationales et leurs objectifs .. 126	
	5.3.1	États-Unis, Europe, Asie - le paysage mondial de la recherche 126
	5.3.2	Objectifs, logiques de financement, conflits d'intérêts 130
	5.3.3	Comment la recherche se donne des priorités - et ce qui reste ouvert 133

6) CONCLUSION - REPENSER LE VIEILLISSEMENT 135

6.1	Entre progrès et fiction 135	
	6.1.1	L'état de la science - un point de vue réaliste .. 135
	6.1.2	Le récit de "l'immortalité" et son utilisation abusive 137
	6.1.3	Ce que nous savons - et ce que nous ne savons pas 138
6.2	Conséquences éthiques, sociales et en matière de santé publique 141	
	6.2.1	La question de l'équité : à qui profite la longue vie ? 141
	6.2.2	Vivre plus longtemps - mais comment ? Sens, participation, qualité de vie 143
	6.2.3	Réglementation, éducation et responsabilité . 144
6.3	Une perspective réaliste - comprendre le vieillissement, ne pas le nier 146	
	6.3.1	Le retour à la réalité biologique 146
	6.3.2	La responsabilité de la médecine - et de la société 148
	6.3.3	Vieillir comme un processus, pas comme un ennemi 150

7. CONCLUSION 152

GLOSSAIRE - TERMES CLÉS PAR CHAPITRE 156

BIBLIOGRAPHIE 161

TABLEAU RÉCAPITULATIF : LES PRODUITS ANTI-ÂGE MODERNES SÉRIEUX ET LEURS PRINCIPES ACTIFS 165

Indications :

- Ce livre est conçu de manière modulaire, de sorte que chaque chapitre peut également être lu de manière autonome, sans devoir obligatoirement recourir à d'autres.
- Date de traitement : mai 2025

La maison d'édition

Préface

Le vieillissement nous concerne tous - inéluctablement, progressivement, mais pas du tout de manière uniforme. Dès le début de ma carrière scientifique, lorsque je m'intéressais aux questions de biologie moléculaire dans le contexte des maladies chroniques, j'ai pris conscience que de nombreux processus que nous décrivons comme "pathologiques" sont étroitement liés au vieillissement naturel du corps. La frontière entre modification pathologique et vieillissement biologique est souvent floue. Cette constatation m'a accompagné depuis lors - et elle est devenue le moteur d'un intérêt scientifique et personnel intense pour les mécanismes du vieillissement.

Je n'écris pas ce livre en tant que personne qui souhaite échapper au vieillissement, mais en tant que chercheur qui veut comprendre ce que vieillir signifie réellement. À une époque où les promesses de jeunesse éternelle et d'immortalité biologique ont le vent en poupe dans les médias, les start-ups et les "experts en longévité" autoproclamés, je considère qu'il est urgent de faire la distinction entre la science fondée et les vœux pieux spéculatifs.

L'"illusion anti-âge" n'est pas un règlement de comptes polémique avec les efforts visant à ralentir le vieillissement - bien au contraire. Ce livre veut montrer où se situent les véritables progrès, à quel point notre compréhension biologique est désormais profonde - et où nous nous laissons séduire par de faux espoirs.

Ce livre a deux objectifs principaux : Premièrement, il vise à présenter de manière compréhensible et structurée l'état actuel de la recherche biologique sur le vieillissement à un lectorat intéressé par le monde universitaire - des mécanismes épigénétiques à la sénescence cellulaire en passant par des approches thérapeutiques innovantes comme les sénolytiques, la reprogrammation et la médecine de la longévité. Deuxièmement, il vise à dévoiler la frontière souvent invisible, mais grave, entre la science sérieuse et la rhétorique commerciale "anti-âge".

Le débat public sur le vieillissement et son ralentissement révèle une tension : d'un côté, il y a un progrès scientifique honnête qui a le potentiel d'allonger considérablement la durée de vie en bonne santé. De l'autre, des idées pseudo-scientifiques, des compléments alimentaires aux promesses non prouvées ou des interventions invasives sans preuves suffisantes se répandent à toute vitesse - alimentées par des intérêts économiques et des mécanismes de diffusion algorithmiques.

Ce livre s'adresse aux personnes qui souhaitent se pencher sur les questions biologiques, médicales, éthiques et sociétales liées au vieillissement, que ce soit en tant que scientifique, médecin, éthicien, journaliste ou amateur éclairé. Il doit offrir à la fois une vue d'ensemble et une profondeur, permettre une orientation et une réflexion critique.

Le contenu de ce livre repose sur un examen approfondi de la littérature scientifique actuelle, principalement issue de revues à comité de lecture dans les domaines de la biologie, de la médecine, de l'épigénétique, de la génétique moléculaire et de la biogérontologie. Lorsque cela est pertinent, des méta-analyses, des revues systématiques et des revues actuelles sont également utilisées. Les études individuelles présentant des affirmations révolutionnaires sont replacées de manière critique dans un contexte plus large et ne sont pas présentées comme des vérités isolées.

De plus, la présentation suit le principe de la science basée sur les preuves : les hypothèses sont identifiées comme telles, le degré de certitude des données est rendu transparent et les conflits d'objectifs possibles - notamment dans le cas de la recherche à motivation commerciale - sont mentionnés.

Une attention particulière est accordée à la communication de faits complexes dans un langage qui reste précis et techniquement correct, mais qui évite le jargon inutile. Lorsque cela est nécessaire, les termes clés sont expliqués dans un glossaire, les processus biologiques sont illustrés par des analogies claires et la présentation est délibérément interdisciplinaire : en effet, le vieillissement n'est pas seulement un phénomène biologique - c'est aussi un phénomène social, psychologique et culturel.

Berlin, juin 2025

Les auteurs

1ère introduction

1.1 Le vieillissement en tant que processus biologique - un aperçu

Le vieillissement est un phénomène biologique à la fois universel et très complexe. Il concerne tous les organismes, des simples cellules de levure à l'homme en passant par les plantes. Le vieillissement ne doit pas être compris comme une maladie isolée, mais comme une modification systémique globale de l'organisme au fil du temps. Ce processus s'accompagne d'une perte progressive de fonctions au niveau cellulaire, moléculaire et organisationnel et augmente la vulnérabilité à de nombreuses maladies telles que le cancer, les maladies cardiovasculaires, le diabète ou les troubles neurodégénératifs.

Les bases biologiques du vieillissement font l'objet de recherches intensives, notamment en biologie moléculaire, en biologie cellulaire et en génétique. Depuis la formulation des **"Hallmarks of Aging"** (caractéristiques du vieillissement) en 2013 par López-Otín et al., il existe un cadre structuré pour décrire ces processus. Ces caractéristiques incluent le raccourcissement des télomères, les changements épigénétiques, la perte de la protéostasie, le dysfonctionnement mitochondrial , la sénescence cellulaire, l'épuisement des cellules souches et les changements dans la communication intercellulaire.

Il est particulièrement remarquable que nombre de ces processus soient en principe modulables. Dans des modèles animaux, on a pu montrer que des interventions dans certains mécanismes de vieillissement - par exemple par une manipulation génétique, une restriction calorique ou une intervention pharmacologique - peuvent conduire à un allongement significatif de la durée de vie et de la santé. Cela nourrit l'espoir que le vieillissement est au moins partiellement contrôlable.

Mais le vieillissement n'est pas seulement un événement biologique - il s'agit également d'une catégorie profondément inscrite dans notre culture, comme nous le verrons dans la section suivante.

1.2 L'obsession culturelle de la jeunesse

Dans presque toutes les sociétés modernes, la jeunesse est associée à la vitalité, à l'attractivité, à la capacité d'innovation et à la performance. En revanche, le vieillissement est considéré comme un processus de perte

- physique, cognitive, sociale. Loin d'être universelle, cette conception est construite culturellement. Dans certaines sociétés traditionnelles , la vieillesse est associée à la sagesse, à l'expérience et à la dignité. Dans les cultures occidentales, en revanche, une esthétique de la jeunesse et une conception médicale qui pathologise de plus en plus le vieillissement dominent.

Cette fixation culturelle sur la jeunesse a des conséquences profondes. Elle influence la manière dont les gens se perçoivent, dont les produits sont commercialisés, quelles mesures médicales sont souhaitées ou évitées - et elle marque le paysage de la recherche. Dans de nombreux cas, le souhait non seulement de comprendre le vieillissement, mais aussi de le "combattre" activement, n'est pas motivé par des considérations purement scientifiques, mais est influencé par des valeurs sociales et économiques.

La publicité, les magazines d'art de vivre et les plateformes de médias sociaux propagent l'image d'un corps presque intemporel. Les cosmétiques anti-âge, les compléments alimentaires "rajeunissants" et les procédures médicales invasives telles que les injections de Botox ou les thérapies de substitution hormonale suggèrent que l'âge est quelque chose que l'on peut maîtriser - si l'on peut se le permettre. La pression sociale en faveur de l'éternelle jeunesse est ainsi de plus en plus instrumentalisée par des intérêts économiques.

Cette dynamique crée un champ de tension entre la réalité scientifique et l'illusion culturelle - un champ de tension qui alimente également le succès commercial du marché anti-âge.

1.3   Entre espoir et engouement : le marché anti-âge

Le marché des produits et services anti-âge a connu une croissance exponentielle au cours des deux dernières décennies. Selon les estimations, le marché mondial de la longévité atteindra un volume de plusieurs billions de dollars US d'ici 2030. Il comprend non seulement les produits cosmétiques et les compléments alimentaires, mais aussi, de plus en plus, les start-ups biotechnologiques, la médecine personnalisée, les diagnostics génomiques et les thérapies cellulaires expérimentales.

La proximité de nombreux fournisseurs avec la sphère du "biohacking" - un mouvement qui promet l'auto-optimisation par la technologie et la biologie - est particulièrement frappante. Dans ce milieu, le vieillissement est souvent présenté comme une "erreur dans le système", un bug logiciel dans le code de la vie qu'il s'agit de réparer. La vision : un être humain qui peut potentiellement vivre indéfiniment - en bonne santé, actif et performant sur le plan cognitif.

Mais si ces récits sont médiatiquement et économiquement attrayants, nombre de leurs promesses restent scientifiquement discutables ou non étayées. Il manque souvent des données cliniques solides qui dépassent les modèles animaux ou les cultures cellulaires. Des substances telles que les précurseurs NAD+, la spermidine ou la rapamycine sont célébrées comme des remèdes miracles, bien que leur effet à long terme chez l'homme n'ait pas encore été suffisamment étudié.

Le problème ne réside pas dans la recherche ou l'expérimentation - elles sont essentielles au progrès. Ce qui pose problème, c'est la dissociation croissante entre l'exploration scientifique, la commercialisation hâtive et la vente de promesses de guérison non fondées scientifiquement. C'est précisément là que ce livre intervient : Il veut distinguer, éclairer, hiérarchiser.

1.4 Pourquoi nous avons mal compris le vieillissement (jusqu'à présent)

L'idée centrale de ce livre est la suivante : **nous avons trop longtemps considéré le vieillissement comme quelque chose d'inévitable, d'uniforme et de non influençable - ou alors comme un problème technique qui peut être facilement "résolu" avec les bons outils. Dans les deux cas, c'est trop peu.**

Le vieillissement n'est ni une séquence linéaire ni une fatalité uniforme. Il s'agit plutôt d'une interaction complexe de facteurs génétiques, épigénétiques, métaboliques et environnementaux qui s'expriment différemment selon les individus. La reconnaissance du fait que le vieillissement est plastique - c'est-à-dire modifiable - ouvre de nouveaux horizons thérapeutiques. Mais cette plasticité n'est pas un laissez-passer pour un rajeunissement sans limites. C'est un champ de recherche plein de possibilités, mais aussi de risques et de questions éthiques.

Ce livre se veut donc une **invitation à une réflexion différenciée sur le vieillissement** : il veut rendre compréhensibles les progrès biomédicaux, nommer les controverses scientifiques, montrer les limites de ce qui est faisable - et surtout : il veut démasquer les illusions qui occultent si souvent la réflexion sur notre vieillissement.

2. la science du vieillissement

2.1 Qu'est-ce que vieillir réellement ?

2.1.1 Bases cellulaires et moléculaires

Le vieillissement n'est pas un événement singulier, mais un processus complexe et dynamique qui se déroule simultanément à plusieurs niveaux - de la structure moléculaire de l'ADN à la fonction d'organes entiers, en passant par la membrane cellulaire. La recherche des dernières décennies a montré que le vieillissement est bien plus qu'une simple accumulation de dommages accidentels. Il s'agit plutôt d'un état biologique régulé, qui est en partie déterminé par des programmes génétiques, des commutateurs épigénétiques et des processus de communication intercellulaires.

Au niveau cellulaire, le vieillissement se traduit par une diminution de la capacité de division, des modifications de la structure cellulaire, des troubles de la transduction des signaux et une perte de la capacité d'autoréparation. L'accumulation de lésions de l'ADN, le stress oxydatif, le mauvais pliage des protéines et le dysfonctionnement mitochondrial jouent un rôle central. Ce qui est particulièrement frappant sur , c'est le nombre croissant **de cellules sénescentes**, c'est-à-dire de cellules qui ne peuvent plus se diviser, mais qui continuent à avoir une activité métabolique et à sécréter des messagers favorisant l'inflammation. Ces cellules contribuent à ce que l'on appelle l'"inflammation de bas grade", qui est associée à de nombreuses maladies liées à l'âge.

Sur le plan moléculaire, on peut identifier au moins trois grands niveaux de régulation du vieillissement :

1. **Facteurs génétiques** qui déterminent la rapidité des processus biologiques de vieillissement.

2. **Modifications épigénétiques** qui ont une influence sur l'activité des gènes sans modifier la séquence d'ADN.

3. **des facteurs environnementaux et de style de vie**, tels que l'alimentation, l'exercice physique, le stress et les toxines environnementales, qui se répercutent sur les deux niveaux.

L'interaction de ces facteurs crée un réseau à plusieurs niveaux qui est bien plus qu'une simple usure. Il s'agit d'un programme biologique actif qui est en partie conservé de manière évolutive et en partie stochastique - une différence qui est centrale pour la possibilité d'interventions thérapeutiques.

2.1.2 L'approche "Hallmarks of Aging

En 2013, la publication de l'article *The Hallmarks of Aging* par Carlos López-Otín et ses collègues a apporté une contribution décisive à la systématisation du vieillissement. L'équipe y a défini neuf caractéristiques centrales qui peuvent être observées dans tous les organismes lors du vieillissement. Depuis, elles sont considérées comme **le cadre théorique** de la recherche moderne sur le vieillissement :

1. **Instabilité génomique**
2. **Raccourcissement des télomères**
3. **Modifications épigénétiques**
4. **Perte de la protéostasie**
5. **Perception déréglée des nutriments**
6. **Dysfonctionnement mitochondrial**
7. **Sénescence cellulaire**

8. **Épuisement des cellules souches**

9. **Modification de la communication intercellulaire**

Ces "caractéristiques du vieillissement" ne sont pas isolées, mais **liées entre elles de manière systémique**. Par exemple, l'instabilité génomique entraîne une probabilité accrue de mutations, ce qui peut à son tour affecter la protéostase (l'équilibre entre la production et la dégradation des protéines). Le stress mitochondrial peut également influencer la régulation épigénétique - un exemple de la complexité du vieillissement biologique.

La force du modèle Hallmarks réside dans sa **capacité d'intégration** : il permet à la fois une perspective mécaniste et interventionniste. En effet, chacune de ces caractéristiques est en principe **modulable** - par des interventions génétiques, pharmacologiques ou liées au mode de vie. C'est précisément cette modulabilité qui est à l'origine du développement des thérapies anti-âge modernes, qui vont bien au-delà des approches cosmétiques.

En 2023, ce modèle a été étendu à d'autres aspects, tels que **les processus inflammatoires chroniques**, la

perte de l'homéostasie tissulaire et **la mauvaise régulation du microbiome**. Ces extensions soulignent la nécessité d'appréhender le vieillissement non seulement comme un phénomène cellulaire, mais aussi comme un phénomène **systémique**.

2.1.3 Différence entre la durée de vie et la durée de vie en bonne santé

Un malentendu fréquent dans le débat public sur la longévité concerne l'assimilation de la **durée de vie (lifespan)** et de **la durée de vie en bonne santé (healthspan)**. Alors que la durée de vie décrit la **durée absolue de la vie** - c'est-à-dire le temps écoulé entre le moment de la naissance et celui de la mort biologique -, l'espérance de vie en bonne santé désigne la **période pendant laquelle un individu vit à l'abri des maladies chroniques, des limitations fonctionnelles et des besoins de soins**.

Au cours des cent dernières années, la durée de vie moyenne dans les pays industrialisés a considérablement augmenté, principalement grâce à l'amélioration de l'hygiène, des soins médicaux, des programmes de vaccination et de l'alimentation. En revanche, la durée de vie en bonne santé ne s'est **pas allongée dans les**

mêmes proportions. De nombreuses personnes vivent certes plus longtemps aujourd'hui, mais passent aussi une partie croissante de leur vie avec des maladies liées à l'âge - une situation que la gérontologie appelle le "Morbidity Expansion Paradox".

Le défi de la recherche moderne sur le vieillissement n'est donc pas seulement de prolonger la vie, mais surtout de **maximiser** les **années fonctionnelles en bonne santé**. L'objectif est de "comprimer la morbidité", c'est-à-dire de repousser les années de maladie à la fin de la vie tout en prolongeant la phase de vie en bonne santé.

Les interventions commercialisées en tant qu'"anti-âge" ne devraient donc pas être jugées sur leur capacité à prolonger la vie en années civiles, mais sur leur potentiel à maintenir ou à améliorer **la qualité de vie des personnes âgées**. C'est précisément cet aspect qui est souvent négligé - ou délibérément négligé - dans la présentation médiatique et commerciale.

2.2 Epigénétique et vieillissement

2.2.1 Qu'est-ce que l'épigénétique ?

Le terme **épigénétique** désigne les mécanismes biologiques qui contrôlent **comment et quand les gènes sont activés ou désactivés**, sans pour autant modifier la séquence d'ADN sous-jacente. Le code génétique - appelé génome - reste donc le même, mais sa **lecture**, c'est-à-dire quels gènes sont actifs, quand, où et dans quelle mesure, est régulée par des processus épigénétiques. On peut se représenter cela comme l'interaction entre une partition de musique (ADN) et le chef d'orchestre (mécanismes épigénétiques), qui détermine quels passages doivent être joués plus ou moins fort.

Les modifications épigénétiques les plus importantes sont les suivantes :

- **Méthylation de l'ADN** : l'ajout de groupes méthyle sur les bases de l'ADN, en particulier sur les résidus cytosine, qui entraîne souvent l'inactivation des gènes.

- **Modifications des histones** : Modifications chimiques des protéines (histones) autour desquelles l'ADN est enroulé. Elles influencent le degré d'encapsulage étroit ou lâche d'un segment de gène - et donc son accessibilité pour la transcription.

- **ARN non codants** : petites molécules d'ARN capables de réguler l'expression des gènes au niveau post-transcriptionnel.

Les processus épigénétiques sont **essentiels à la différenciation cellulaire**, c'est-à-dire au développement de types de cellules très différents à partir d'une seule et même information génétique, comme les cellules nerveuses, les cellules musculaires ou les cellules immunitaires. Parallèlement, ces processus **sont sensibles aux influences environnementales** telles que l'alimentation, le stress, le sommeil, l'activité physique ou les toxines environnementales.

Au cours de la vie, ces modèles épigénétiques changent - et c'est là que réside l'un des principaux mécanismes du vieillissement. Les cellules vieillissantes présentent de plus en plus de **dérégulations épigénétiques**, ce qui peut entraîner une mauvaise expression des gènes, une perte de l'identité cellulaire et une vulnérabilité accrue aux maladies.

2.2.2 Schéma de méthylation et horloge biologique

Un exemple particulièrement frappant de l'importance des changements épigénétiques dans le processus de vieillissement est ce que l'on appelle **la méthylation de l'ADN**. Cette marque épigénétique évolue de manière systématique au cours de la vie. Certaines régions de l'ADN présentent une perte ou un gain prévisible de groupes méthyles. Ces modèles sont si cohérents qu'ils ont conduit au développement de ce que l'on appelle **les horloges épigénétiques**.

La plus connue de ces horloges est l'**horloge d'Horvath**, du nom du biostatisticien Steve Horvath, qui a développé en 2013 une méthode permettant de prédire avec précision l'âge biologique d'une cellule ou d'un organisme sur la base de modèles de méthylation spécifiques. L'écart entre l'âge chronologique et l'âge épigénétique - également appelé "accélération de l'âge" - est aujourd'hui considéré comme un **prédicteur fiable** de la morbidité, de la mortalité et du risque de maladies liées à l'âge.

Les horloges épigénétiques ont révolutionné la recherche sur le vieillissement en fournissant une **mesure objective et quantifiable** du vieillissement biologique, ce qui a longtemps fait défaut. De nombreuses études ont montré qu'un vieillissement épigénétique accéléré est corrélé à un risque accru de maladies cardiovasculaires, de maladie d'Alzheimer, de diabète de type 2 et de cancer. De même, des données montrent que certaines interventions sur le mode de vie - comme l'exercice physique, une alimentation équilibrée ou la gestion du stress - peuvent ralentir le vieillissement épigénétique.

Des modèles plus récents, tels que **GrimAge-Clock** ou **PhenoAge**, intègrent en outre des marqueurs cliniques et des facteurs de risque et permettent ainsi des prédictions encore plus précises sur l'évolution de la santé et la durée de vie. Il en résulte un tout nouveau point de départ pour la médecine préventive et les stratégies de santé personnalisées.

Toutefois, la prudence est également de mise : Les horloges épigénétiques sont **corrélatives** et non causales. Elles montrent que l'âge se manifeste au niveau moléculaire, mais elles n'expliquent pas nécessairement les mécanismes qui se cachent derrière. L'interprétation de telles mesures requiert donc une grande prudence.

2.2.3 Réversibilité du vieillissement épigénétique

Un aspect fascinant et potentiellement révolutionnaire de l'épigénétique est sa **réversibilité**. Contrairement aux mutations génétiques, qui sont permanentes, les modifications épigénétiques peuvent être **activement annulées ou reprogrammées**. Cela ouvre la possibilité théorique de **rajeunir** des cellules - et peut-être des organismes entiers - en ramenant leur état épigénétique à un stade antérieur.

Un exemple central est la **cellule souche pluripotente induite (iPSC)**, décrite en 2006 par Shinya Yamanaka. L'introduction de quatre facteurs de transcription (Oct4, Sox2, Klf4, c-Myc - également connus sous le nom de facteurs de Yamanaka) permet de ramener des cellules somatiques matures à un état juvénile et pluripotent - tant sur le plan épigénétique que fonctionnel. Cette reprogrammation s'accompagne d'un **rajeunissement épigénétique** complet.

Cependant, la reprogrammation complète ne convient pas à des fins thérapeutiques, car elle peut entraîner l'apparition de cellules tumorales. C'est pourquoi des recherches intensives sont actuellement menées sur la **reprogrammation partielle (partial reprogramming)**, qui consiste à inverser l'horloge épigénétique sans dissoudre l'identité cellulaire. Dans des modèles de souris, on a déjà pu obtenir un rajeunissement fonctionnel de tissus - par exemple dans le nerf optique, les muscles ou le foie.

Des approches pharmacologiques, par exemple avec des substances comme **la spermidine**, **le butyrate**, **le resvératrol** ou **les inhibiteurs de DNMT**, tentent également d'intervenir de manière ciblée dans les processus épigénétiques. L'application clinique de ces méthodes n'en est toutefois qu'à ses débuts. Il s'agit d'étudier précisément non seulement l'efficacité, mais aussi les **conséquences à long terme et la sécurité de** telles interventions.

Enfin, la possibilité d'un rajeunissement épigénétique soulève également des questions éthiques : Qui a accès à de telles technologies ? A partir de quand le désir de "rajeunir" devient-il une norme sociale ? Et comment gérons-nous l'incertitude de savoir si le profil "jeune" épigénétiquement se traduit effectivement par une meilleure qualité de vie ?

2.3 Dommages à l'ADN, télomères et vieillissement cellulaire

2.3.1 Rôle du raccourcissement des télomères

Les télomères sont des séquences d'ADN répétées à l'extrémité de nos chromosomes - comparables à aux embouts en plastique des lacets qui les empêchent de s'effilocher. Chez l'homme, ils sont constitués de la répétition de la séquence de nucléotides TTAGGG et sont essentiels à la stabilité structurelle du génome. Chaque fois qu'une cellule se divise, ces télomères se raccourcissent légèrement - un effet qui est dû à ce que l'on appelle **le problème de la réplication finale** : les ADN polymérases ne peuvent pas répliquer complètement les extrémités des chromosomes lors de la copie.

Au cours de la vie, la division cellulaire constante entraîne un **raccourcissement** progressif **des télomères**. Lorsque les télomères atteignent une longueur critique, la cellule interprète cet état comme une lésion de l'ADN et déclenche un programme d'arrêt cellulaire. La cellule entre soit dans une phase de repos permanent (sénescence), soit se programme elle-même pour la mort cellulaire (apoptose), soit perd la capacité de se répliquer (épuisement réplicatif). Ces trois états sont fonctionnellement utiles pour éviter le développement de tumeurs, mais ils entraînent également une réduction progressive de la capacité de régénération d'un tissu.

Une enzyme appelée **télomérase** peut à nouveau allonger les télomères. Elle est particulièrement active dans les cellules souches, les cellules de la lignée germinale et les cellules cancéreuses - mais pas dans la plupart des cellules somatiques des adultes. L'activité de la télomérase est donc une cible thérapeutique potentielle dans la recherche anti-âge. Cependant, son activation artificielle comporte des risques importants, car elle permet également la **division cellulaire illimitée dans les tumeurs**.

Le raccourcissement des télomères est aujourd'hui considéré comme **un corrélat biomoléculaire du vieillissement** - non pas comme une cause unique, mais comme un marqueur central de l'épuisement cellulaire. Cliniquement, il est associé à un grand nombre de maladies liées à l'âge, dont les affections cardiovasculaires, les maladies neurodégénératives et les processus inflammatoires chroniques. Des contraintes psychosociales telles que le stress chronique, la dépression ou les traumatismes de l'enfance ont également été associées à un raccourcissement accéléré des télomères - un indice de l'étroite imbrication entre le psychisme, l'environnement et la biologie cellulaire.

2.3.2 Instabilité génomique et erreurs de réplication

Au cours de la vie, les cellules accumulent un grand nombre de **dommages à l'ADN**, causés par des influences extérieures (rayons UV, radiations ionisantes, toxines environnementales) ainsi que par des processus internes (espèces réactives de l'oxygène, hydrolyse spontanée, erreurs de réplication). Le corps humain dispose certes de **mécanismes de réparation** complexes, tels que la réparation par excision des bases, la recombinaison homologue ou la liaison finale non homologue - mais ceux-ci ne sont ni exempts d'erreurs ni indéfiniment efficaces.

Avec l'âge, l'**efficacité de ces systèmes de réparation diminue** et, parallèlement, le nombre de lésions qui se produisent chaque jour augmente. Les cassures double brin de l'ADN, les mitoses défectueuses ou l'instabilité chromosomique sont particulièrement problématiques, car elles peuvent conduire soit à l'apoptose, soit à des transformations oncogéniques.

L'instabilité génomique est donc un facteur de risque central pour le cancer - mais aussi pour un grand nombre de maladies dégénératives.

Un exemple classique des conséquences d'une réparation défectueuse de l'ADN est ce que l'on appelle le **syndrome progéroïde**, comme le xeroderma pigmentosum ou la progérie de Hutchinson-Gilford. Dans ces maladies génétiques rares, la capacité de réparation de l'ADN est massivement limitée - ce qui entraîne un vieillissement fortement accéléré. Ces cas pathologiques particuliers offrent un aperçu du rôle de l'intégrité génomique dans le vieillissement normal.

Des études récentes montrent en outre qu'avec l'âge, une **mosaïque se forme** dans le génome : différentes cellules d'un organisme présentent de plus en plus de modifications génétiques différentes, ce qui peut conduire à une désynchronisation fonctionnelle des tissus. **Les mutations** dites **somatiques**, c'est-à-dire les modifications non héréditaires de certaines cellules du corps, semblent également être en corrélation avec les processus de vieillissement.

Tous ces phénomènes montrent que le vieillissement n'est pas seulement le résultat d'une usure passive, mais qu'il représente une **confrontation active entre**

l'accumulation des dommages et la capacité de réparation - un exercice d'équilibre biologique qui, avec le temps, devient de plus en plus défavorable à la fonction cellulaire.

2.3.3 Les cellules sénescentes : Bénédiction ou malédiction ?

La **sénescence** cellulaire est un état dans lequel les cellules se retirent définitivement du cycle cellulaire sans mourir. Elles cessent de se diviser, mais restent métaboliquement actives et développent un phénotype **sécrétoire** spécifique, connu sous le nom de SASP (Senescence-Associated Secretory Phenotype). Celui-ci comprend des cytokines pro-inflammatoires, des facteurs de croissance, des protéases et d'autres molécules qui ont un impact profond sur les tissus environnants.

La sénescence est d'abord un **mécanisme de protection** : elle empêche les cellules endommagées ou dangereusement modifiées de continuer à se multiplier - une contribution centrale à la prévention des tumeurs. Elle joue également un rôle physiologique dans le développement embryonnaire et dans la cicatrisation des plaies. La sénescence devient toutefois problématique lorsque les cellules sénescentes ne sont plus éliminées efficacement des tissus - par exemple par un système immunitaire vieillissant - et qu'elles s'accumulent de manière chronique.

Ces cellules sénescentes persistantes sont aujourd'hui considérées comme **l'un des principaux moteurs des processus inflammatoires et dégénératifs du vieillissement**. Elles favorisent l'inflammation chronique, entravent la régénération des tissus et augmentent le risque de cancer, de diabète, d'artériosclérose et de maladies neurodégénératives.

Il est encourageant de constater que, dans des modèles animaux, l'élimination ciblée de cellules sénescentes - par exemple par des **sénolytiques**, c'est-à-dire des médicaments qui tuent de manière ciblée les cellules sénescentes - a entraîné une amélioration de la fonction des organes, de la régénération des tissus et de la durée de vie. Les premières études cliniques chez l'homme (par exemple avec dasatinib + quercétine) sont actuellement en cours, mais n'en sont encore qu'à leurs débuts.

L'étude de la sénescence cellulaire est donc un exemple parfait du changement de paradigme dans la recherche sur le vieillissement : le vieillissement n'est plus seulement compris comme un événement passif, mais comme **un état actif et modulable**, dans lequel des interventions ciblées dans des processus définis semblent possibles - du moins en théorie.

2.4 Le système immunitaire chez les personnes âgées

2.4.1 Immunosénescence et vieillissement inflammatoire

Comme presque tous les systèmes biologiques, le système immunitaire humain est soumis à un changement fonctionnel lié à l'âge. Ce processus est appelé **immunosénescence** et décrit la diminution qualitative et quantitative de la capacité immunologique avec l'âge. Parallèlement, on assiste à une augmentation chronique de l'activité de base du système immunitaire, qui se traduit par une sécrétion accrue de médiateurs favorisant l'inflammation - un état connu sous le nom **d'inflammaging**.

L'immunosénescence concerne aussi bien le système immunitaire **inné** que le système immunitaire **adaptatif**. Dans la partie innée, on constate une perte de fonction des macrophages, des granulocytes neutrophiles et des cellules tueuses naturelles. Leur capacité à reconnaître les pathogènes, à les phagocyter et à déclencher des signaux est réduite. Parallèlement, le système immunitaire inné vieillissant produit davantage de cytokines pro-inflammatoires telles que l'IL-6, le TNF-α ou la CRP, ce qui conduit à un état inflammatoire latent - bien qu'il n'y ait pas d'infection aiguë.

Dans le système immunitaire adaptatif, c'est surtout la fonction des **lymphocytes T qui** est altérée. Le nombre de lymphocytes T naïfs diminue suite au rétrécissement du thymus (involution thymique), tandis que les cellules de stockage contre les antigènes antérieurs s'accumulent. Le répertoire des réponses immunitaires est ainsi limité . Il en va de même pour les cellules B : La production d'anticorps devient moins fiable, l'affinité diminue et les réponses vaccinales sont plus faibles.

Ces changements expliquent pourquoi les personnes âgées sont plus vulnérables aux maladies infectieuses telles que la grippe, le COVID-19 ou les pneumonies bactériennes. L'efficacité des vaccins diminue également avec l'âge. En outre, l'inflammation systémique chronique contribue à un grand nombre de maladies associées à l'âge - dont **l'athérosclérose, la maladie** d'Alzheimer, l'ostéoporose, le diabète de type 2 et le cancer.

L'inflammation est un concept central de la gérontologie moderne, car elle ne décrit plus le vieillissement comme un processus purement cellulaire ou génétique, mais comme une **mauvaise régulation systémique** de l'équilibre immunitaire. Les mécanismes sous-jacents sont complexes et incluent, outre le dysfonctionnement des cellules immunitaires, l'action de cellules sénescentes, des fonctions perturbées de la barrière intestinale, des modifications microbiomatiques et une dérégulation métabolique.

2.4.2 Lien avec les maladies liées à l'âge

Le vieillissement du système immunitaire est étroitement lié à l'apparition de nombreuses maladies chroniques, qui apparaissent généralement à un âge avancé. Ces maladies ne sont pas de simples compagnons accidentels du vieillissement, mais bien souvent **des manifestations conséquentes de la dérégulation immunologique.**

Un exemple central est l'**athérosclérose**, dans laquelle des processus inflammatoires chroniques dans la paroi vasculaire conduisent à la formation de plaques instables. Les cellules immunitaires telles que les monocytes, les macrophages et les cellules T jouent un rôle actif dans ce processus. La prédisposition inflammatoire chronique des personnes âgées accélère ce processus. Il en va de même pour les **maladies neurodégénératives** comme la maladie d'Alzheimer, dans lesquelles les microglies - les cellules immunitaires du système nerveux central - émettent davantage de signaux pro-inflammatoires avec l'âge et peuvent ainsi contribuer à endommager les réseaux neuronaux.

Le cancer est également étroitement lié à l'immunosénescence. D'une part, la capacité du système immunitaire à reconnaître et à éliminer les cellules dégénérées diminue avec l'âge (immunosurveillance), d'autre part, l'environnement inflammatoire peut favoriser l'apparition de microenvironnements tumoraux. On retrouve des mécanismes similaires dans le **diabète de type 2**, **la sarcopénie** et **l'ostéoporose** - toutes des maladies dont la pathogenèse est aujourd'hui également considérée comme immuno-médiée.

De plus, des études épidémiologiques montrent que des niveaux élevés de certains marqueurs inflammatoires (par ex. IL-6, CRP, TNF-α) **sont corrélés à la**

mortalité et à la multimorbidité, même indépendamment des facteurs de risque classiques comme le tabagisme ou l'hypertension. Le système immunitaire devient ainsi un **point d'intégration central de la biologie du vieillissement**, où convergent des processus moléculaires, cellulaires et systémiques.

2.4.3 Approches thérapeutiques pour le rajeunissement immunitaire

Compte tenu du rôle fondamental du système immunitaire dans le processus de vieillissement, l'idée d'un **rajeunissement immunitaire** ciblé attire de plus en plus l'attention de la recherche biomédicale. L'objectif est de restaurer les fonctions immunitaires et de réduire la suractivité inflammatoire tout en améliorant la réponse immunitaire aux menaces telles que les agents pathogènes ou les cellules tumorales.

Un certain nombre d'approches potentielles sont actuellement en cours de développement ou font l'objet d'essais cliniques :

- **la restriction calorique (RC)** : De nombreuses études montrent qu'une privation alimentaire modérée réduit les marqueurs d'inflammation, renforce la réponse immunitaire et prolonge la durée de vie chez les animaux. Chez l'homme aussi, la RC semble avoir une influence favorable sur certains paramètres immunitaires - en particulier chez les personnes en surpoids.

- **Les thérapies sénolytiques** : L'élimination ciblée de cellules immunitaires sénescentes permet d'améliorer l'environnement pro-inflammatoire. Les premières études sur les animaux ont montré que cela pouvait conduire à un rajeunissement fonctionnel de la réponse immunitaire.

- **Immunomodulateurs** : des substances telles que **la rapamycine** ou ses dérivés (par ex. l'évérolimus) interfèrent avec les voies de signalisation mTOR associées à la croissance cellulaire, à l'autophagie et à la régulation immunitaire. Dans des études menées sur des sujets âgés, la rapamycine a montré une amélioration de la réponse vaccinale, ce qui indique une réactivation de la fonction immunitaire.

- **Régénération du thymus** : étant donné que le thymus rétrécit avec l'âge et limite ainsi la production de cellules T, des stratégies de réactivation de la fonction thymique sont à l'étude - par ex. par des facteurs de croissance, une hormonothérapie ou des greffes de cellules.

- **Thérapie par le microbiome** : le microbiome intestinal joue un rôle central dans la maturation et la régulation du système immunitaire. Avec l'âge, la composition de la flore intestinale change de manière spectaculaire. Les probiotiques, les prébiotiques et les transplantations fécales sont testés comme voies potentielles d'immunomodulation.

- **Développement de vaccins** : des vaccins spéciaux, appelés **adjuvants d'immunosénescence**, doivent aider à stimuler de manière ciblée le système immunitaire vieillissant et à augmenter ainsi l'efficacité des vaccins.

Dans l'ensemble, le rajeunissement immunitaire n'en est qu'à ses débuts. Mais le nombre croissant d'approches de recherche interdisciplinaires et le couplage étroit des processus de vieillissement immunologique avec presque toutes les maladies chroniques font de ce domaine un des **champs d'action les plus prometteurs de la médecine moderne des personnes âgées**.

2.5 Métabolisme et mitochondries

2.5.1 Le métabolisme énergétique vieillissant

La production d'énergie est une condition fondamentale pour la fonction cellulaire, le maintien des tissus et l'homéostasie systémique. Le métabolisme humain est conçu pour produire de l'énergie chimique sous forme d'adénosine triphosphate (ATP) à partir des nutriments, principalement par le biais du **métabolisme énergétique aérobie dans les mitochondries**. Avec l'âge, ce système finement équilibré subit des changements caractéristiques appelés "vieillissement métabolique".

Une caractéristique centrale est la **diminution de l'efficacité de la production d'ATP mitochondriale**. Ce phénomène est notamment lié à une diminution de l'activité de la chaîne respiratoire, à des modifications structurelles de la membrane mitochondriale et à des dommages oxydatifs de l'ADN mitochondrial. Il en résulte une augmentation de la dépense énergétique pour les processus cellulaires de base, accompagnée d'une baisse de la performance.

Parallèlement, l'**utilisation du substrat** se modifie également : alors que les organismes jeunes peuvent alterner de manière flexible entre l'utilisation des graisses et du glucose (flexibilité métabolique), le métabolisme vieillissant a tendance à se fixer de plus en plus sur le glucose. Ce changement entraîne non seulement une diminution de la combustion des graisses, mais aussi une **résistance à l'insuline**, une hyperinsulinémie et une inflammation chronique insidieuse - autant de facteurs de risque pour les maladies dites du vieillissement, comme le diabète de type 2, les modifications vasculaires artériosclérotiques et certains types de cancer.

Le **capteur** cellulaire **de nutriments** mTOR (mammalian target of rapamycin) présente également une activité de base accrue avec l'âge. mTOR régule la croissance et la division cellulaires, mais participe également à l'inhibition de l'autophagie - le processus par lequel les cellules décomposent et recyclent les composants endommagés. Une suractivation de mTOR favorise donc d'une part les processus anaboliques, mais empêche en même temps le nettoyage et le renouvellement de la cellule. Cette mauvaise régulation est un objectif central des stratégies anti-âge modernes.

Les voies métaboliques vieillissantes génèrent donc non seulement moins d'énergie, mais aussi plus de "**déchets**" **cellulaires**, qui s'accumulent sous forme de gouttelettes de lipides, d'agrégats de protéines ou d'organelles défectueux. La conséquence à long terme est un état **de surcharge métabolique** qui inhibe les processus de réparation, augmente le stress oxydatif et compromet les fonctions cellulaires - un schéma que l'on observe dans tous les tissus.

2.5.2 Mitophagie et dégénérescence mitochondriale

Les mitochondries ne sont pas seulement des "centrales électriques de la cellule", mais aussi des organelles dynamiques qui se réorganisent par **fusion et division (fission) en** fonction des besoins énergétiques. Elles sont en outre soumises à un **processus permanent de contrôle de la qualité** : les mitochondries endommagées ou présentant des troubles fonctionnels sont identifiées, marquées et détruites de manière ciblée par le mécanisme de la **mitophagie**.

Avec l'âge, ces processus sont perturbés à plusieurs niveaux. L'**équilibre entre la formation (biogenèse)** et la dégradation des mitochondries est rompu ; les mitochondries endommagées s'accumulent, produisent une quantité excessive d'espèces réactives de l'oxygène (ROS) et conduisent à un état de stress oxydatif chronique. Ces ROS endommagent non seulement les protéines et les lipides, mais aussi l'ADN mitochondrial et nucléaire - ce qui crée un cercle vicieux de perte de fonction et de stress cellulaire.

Un autre problème est l'**accumulation d'ADN mitochondrial muté (ADNmt)**. Comme les mitochondries possèdent leur propre ADN et se répliquent indépendamment du noyau cellulaire, elles sont particulièrement vulnérables aux mutations - notamment parce qu'elles sont dépourvues de mécanismes de protection comme les histones et que leurs mécanismes de réparation sont limités. Avec l'âge, le nombre de ces mutations augmente, ce qui conduit à des mitochondries fonctionnellement déficientes.

Le **dysfonctionnement de la mitophagie** est particulièrement lourd de conséquences dans les tissus à forte demande énergétique - comme les cellules du muscle cardiaque, les muscles squelettiques, le foie et les tissus nerveux. Dans ces tissus, la dégénérescence mitochondriale se manifeste cliniquement par une faiblesse musculaire, une déficience cognitive, un dysfonctionnement hépatique ou une insuffisance cardiaque - des troubles classiques liés à l'âge, dont la racine cellulaire se trouve dans les mitochondries.

C'est pourquoi les stratégies de **réactivation de la mitophagie** font l'objet de travaux thérapeutiques intensifs, notamment grâce à des substances actives telles que l'urolithine A, les activateurs AMPK ou les corps cétoniques. L'exercice physique et le jeûne sont également de puissants stimulants endogènes de la mitophagie, ce qui souligne leur importance dans les stratégies préventives anti-âge.

2.5.3 L'influence du jeûne, de la restriction calorique et des sirtuines

L'intervention la plus scientifiquement prouvée pour prolonger la durée de vie et de santé chez de nombreux organismes modèles est la **restriction calorique (RC)** - définie comme une réduction de l'apport énergétique d'environ 20 à 40 % sans malnutrition. La RC entraîne une réduction du stress métabolique, améliore la sensibilité à l'insuline, réduit les marqueurs inflammatoires et favorise l'autophagie. Dans des études animales, la CR a prolongé de manière significative la durée de vie de vers, de souris et de singes - bien que les effets chez l'homme ne soient pas encore définitivement élucidés.

Un principe apparenté est le **jeûne intermittent (FI)**, qui consiste à limiter non pas la quantité totale de nourriture ingérée, mais la fenêtre de temps . Le FI favorise la flexibilité métabolique, active l'autophagie et réduit les taux d'insuline. Le FI semble également agir via des voies de signalisation moléculaires similaires à celles du CR, mais il est socialement plus facile à intégrer.

Une voie de signalisation particulièrement intéressante, influencée par le jeûne et la restriction calorique, concerne les **sirtuines** - une famille de désacétylases NAD^+-dépendantes qui jouent des rôles centraux dans la réparation de l'ADN, l'expression des gènes, le contrôle du métabolisme et la résistance au stress. **SIRT1, SIRT3 et SIRT6**, en particulier, sont soupçonnées de ralentir le vieillissement en augmentant l'efficacité mitochondriale, en atténuant les voies de signalisation inflammatoires et en favorisant les processus de réparation cellulaire.

Plusieurs substances - dont **le resvératrol, le nicotinamide riboside (NR) et le nicotinamide mononucléotide (NMN)** - ont été identifiées comme activateurs de la sirtuine et sont déjà commercialisées sous forme de compléments alimentaires. Bien qu'il existe des preuves d'effets positifs dans des modèles animaux, les preuves cliniques chez l'homme sont jusqu'à présent limitées et incohérentes. L'un des principaux défis est d'améliorer **la biodisponibilité et le ciblage** de ces substances.

Malgré toutes les questions ouvertes, un motif central de la recherche moderne sur le vieillissement apparaît dans ce domaine : **non pas le blocage de certaines voies de vieillissement, mais la réactivation de programmes naturels de régénération** - par l'alimentation, l'exercice, les modulateurs moléculaires et l'équilibre systémique.

3. les progrès de la médecine des personnes âgées

3.1 Les sénolytiques - le nouvel espoir ?

3.1.1 Que sont les cellules sénescentes ?

Au cours de la vie, le corps humain accumule **des cellules** dites **sénescentes** - des cellules qui se sont retirées de manière irréversible du cycle cellulaire, sans pour autant mourir. Elles constituent une sorte de "cadavre vivant" : métaboliquement actives, mais fonctionnellement limitées, elles ne peuvent pas se diviser et ont souvent une influence néfaste sur leur environnement. A l'origine, cet état est un **mécanisme de protection** - par exemple contre une division cellulaire incontrôlée due à des dommages de l'ADN - mais en cas de persistance chronique, il devient lui-même un problème.

Les cellules sénescentes se forment notamment en raison de

- Raccourcissement des télomères (sénescence réplicative)
- dommages oxydatifs

- inflammations chroniques
- signaux oncogènes
- Chimiothérapie ou radiothérapie

Le marqueur caractéristique des cellules sénescentes est l'activité **β-galactosidase** à pH 6.0, complétée par des profils d'expression génique modifiés (par ex. expression accrue de p16^INK4a et p21^CIP1/WAF1) et des modifications morphologiques. Elles prennent souvent une forme plate et volumineuse et présentent une activité de sécrétion marquée - le fameux **SASP (Senescence-Associated Secretory Phenotype)**.

La SASP comprend des cytokines pro-inflammatoires (IL-6, IL-1β, TNF-α), des enzymes de dégradation de la matrice (MMP), des facteurs de croissance (VEGF) et des facteurs prothrombotiques. Ce profil de sécrétion peut perturber considérablement le microenvironnement, mettre les cellules voisines dans un état de stress, chroniciser les réactions immunologiques et déclencher des modifications dégénératives des tissus.

Dans les organismes jeunes, les cellules sénescentes sont généralement éliminées par le système immunitaire. Cependant, avec l'âge, cette **élimination**

immunitaire échoue, ce qui entraîne une **accumulation de cellules sénescentes** - en particulier dans les tissus adipeux, la peau, les articulations, les poumons, les reins et le système cardiovasculaire.

Cette accumulation est au centre de l'intérêt des nouvelles approches thérapeutiques, notamment des **thérapies** dites **sénolytiques**.

3.1.2 Mécanismes et substances actives

Les sénolytiques sont des substances pharmaceutiques actives ou des combinaisons de substances actives **qui tuent** de manière ciblée **les cellules sénescentes**, tandis que les cellules normales et saines sont en grande partie épargnées. Ils agissent en exploitant **des points faibles spécifiques aux cellules** - par exemple l'activation excessive de voies de signalisation pro-survie (p. ex. BCL-2, PI3K/AKT, p53/p21).

Comparés à la destruction conventionnelle des cellules par des cytostatiques, les sénolytiques se distinguent par leur **grande sélectivité**. Les sénolytiques les plus étudiés sont

- **Dasatinib** : un inhibiteur de tyrosine kinase, initialement autorisé dans le traitement de la leucémie, agit sélectivement contre les cellules préadipocytaires sénescentes et les cellules endothéliales.

- **Quercétine** : un flavonoïde végétal aux propriétés antioxydantes et sénolytiques ; agit notamment sur les cellules souches endogènes sénescentes.

- **Navitoclax (ABT-263)** : un inhibiteur de BCL-2, développé à l'origine pour le traitement du cancer ; dans les études précliniques, il présente de puissants effets sénolytiques, mais aussi une toxicité élevée.

- **Fisetin** : un flavonoïde à double action - antioxydante et sénolytique ; donne des résultats prometteurs dans la réduction de la SASP et du stress oxydatif.

- **FOXO4-DRI** : un agent à base de peptides qui perturbe l'interaction entre FOXO4 et p53, ce qui déclenche la mort cellulaire programmée des cellules sénescentes.

Beaucoup de ces substances ont **des effets impressionnants** dans les **modèles animaux** : amélioration de la fonction des organes, diminution des inflammations chroniques, amélioration des performances physiques et, dans certains cas, allongement de la durée de vie. Ce qui est particulièrement remarquable, c'est qu'**une administration intermittente** - par exemple une fois par semaine - est souvent suffisante pour obtenir des effets significatifs.

Outre les sénolytiques monothérapeutiques, **des substances sénomorphes** sont également étudiées - des agents qui ne tuent pas, mais qui suppriment le SASP ou empêchent la sénescence (par ex. metformine, rapamycine, glucocorticoïdes). Elles pourraient être avantageuses lorsque l'élimination complète des cellules sénescentes serait problématique, par exemple dans la cicatrisation des plaies ou dans les processus de régénération.

3.1.3 Situation des études cliniques et risques

Malgré des résultats prometteurs sur des modèles animaux, les **données cliniques chez l'homme** sont encore limitées. Les premières études de phase I et de phase II indiquent **une bonne tolérance** et **des effets fonctionnels positifs**. Par exemple, la combinaison dasatinib + quercétine a été testée chez des patients atteints de fibrose pulmonaire idiopathique (FPI) - avec des signes d'amélioration de la mobilité et de la fonction pulmonaire.

D'autres applications cliniques sont actuellement à l'étude pour les indications suivantes :

- L'ostéoarthrite liée à l'âge
- Maladie rénale chronique
- Maladie d'Alzheimer
- Athérosclérose
- Sarcopénie et syndrome de Frailty

Le défi ne consiste pas seulement à prouver l'efficacité, mais aussi à **identifier des biomarqueurs appropriés** pour mesurer de manière fiable la sénescence chez l'homme. Jusqu'à présent, il n'existe aucun outil de diagnostic standardisé permettant de quantifier précisément les cellules sénescentes dans les tissus. De plus, la sénescence varie en fonction du type de cellules et du tableau clinique.

Un autre problème réside dans l'**hétérogénéité potentielle de la réponse** : les cellules sénescentes peuvent également **remplir des fonctions régénératrices et protectrices** dans certains contextes, par exemple lors du renouvellement des tissus après une blessure ou dans le développement embryonnaire. Leur élimination globale pourrait donc entraîner **des effets secondaires indésirables** - en particulier dans les tissus à fort taux de renouvellement cellulaire ou soumis à une contrainte chronique.

Certaines des substances utilisées - comme le Navitoclax - présentent en outre **une toxicité indésirable**, comme la thrombocytopénie ou l'hépatotoxicité. C'est pourquoi le développement se concentre de plus en plus sur **des composés plus spécifiques et mieux tolérés. Les modalités d'administration** (orale vs intraveineuse, continue vs pulsatile) font également l'objet de recherches actuelles.

La question éthique centrale est la suivante : **quand et chez qui l'élimination de cellules sénescentes est-elle médicalement justifiée - et quand dépasse-t-elle la limite de la prolongation spéculative de la vie ?** La réponse à cette question ne dépend pas seulement de l'évidence scientifique, mais aussi du débat social et de la clairvoyance réglementaire.

3.2 Reprogrammation biologique

3.2.1 Les facteurs Yamanaka et l'identité cellulaire

La découverte des **facteurs d**its **de Yamanaka** a marqué une étape importante dans la recherche en biologie moléculaire et a ouvert des perspectives entièrement nouvelles sur le vieillissement cellulaire, la régénération et le rajeunissement potentiel. En 2006, le chercheur japonais Shinya Yamanaka a réussi à démontrer que quatre facteurs de transcription - **Oct4, Sox2, Klf4 et c-** Myc - suffisaient à ramener des cellules corporelles matures et spécialisées (p. ex. des cellules de la peau) à un **état pluripotent**. Ces **cellules souches pluripotentes induites (cellules iPS)** sont capables de se différencier en presque tous les types de cellules de l'organisme - et possèdent donc le potentiel de régénérer complètement les tissus endommagés.

Ce qui rend cette découverte particulièrement pertinente pour la recherche sur le vieillissement n'est pas seulement la possibilité de transformation cellulaire, mais surtout la **reprogrammation de la signature épigénétique** : pendant la génération des iPS, le profil épigénétique d'une cellule est pour ainsi dire "réinitialisé" - elle perd ses marques liées à l'âge et adopte un modèle de méthylation juvénile. Cette reprogrammation affecte également la structure des télomères, la fonction mitochondriale, les propriétés métaboliques et les mécanismes de réparation.

Les facteurs de Yamanaka agissent alors comme un bouton de réinitialisation moléculaire qui abaisse l'**âge biologique** de la cellule - une observation qui a été confirmée à plusieurs reprises dans des systèmes expérimentaux. En théorie, ce mécanisme pourrait être utilisé pour **rajeunir organes ou même des organismes entiers**. Mais la reprogrammation complète comporte des risques importants - notamment le risque de **développement de tumeurs**, car la dédifférenciation entraîne des états cellulaires instables qui peuvent avoir tendance à se transformer en cellules malignes.

C'est pourquoi les recherches actuelles ne se concentrent pas sur la reprogrammation complète, mais sur ce que l'on appelle la **reprogrammation partielle** - c'est-à-dire l'activation contrôlée et temporaire des facteurs de Yamanaka, qui permet la réversion de certaines caractéristiques de vieillissement sans effacer l'identité cellulaire.

3.2.2 Reprogrammation partielle : théorie et pratique

Le concept de **reprogrammation partielle ou transitoire** repose sur l'hypothèse qu'il est possible d'**inverser** certains processus de vieillissement sans que la cellule ne perde son identité fonctionnelle. L'objectif est de trouver le "sweet spot" où les propriétés épigénétiques et métaboliques sont rajeunies, tout en préservant la différenciation et le contexte tissulaire.

Dans une étude très remarquée (Ocampo et al., 2016), il a été démontré que l'expression cyclique des facteurs de Yamanaka chez des souris génétiquement modifiées **atteintes du syndrome de Progeria** entraînait un allongement significatif de la durée de vie - tout en améliorant la fonction des organes, en réduisant la fibrose et en augmentant la capacité de régénération. Des résultats similaires ont été obtenus dans des études ultérieures pour le **nerf optique**, le **foie** et **le tissu musculaire**.

Le mécanisme sous-jacent est probablement une **réorganisation épigénétique**, accompagnée d'une réactivation mitochondriale, d'une réparation accrue de l'ADN, d'une activation des sirtuines et d'un rétablissement de l'homéostasie cellulaire. Ces processus rappellent le rajeunissement naturel des cellules, tel qu'il se produit dans l'embryon précoce ou lors de la cicatrisation des plaies - mais sous le contrôle de programmes moléculaires externes.

Un problème technique central réside dans l'**expression dosée, spécifique aux tissus et temporaire** des facteurs de reprogrammation. Actuellement, cela se fait le plus souvent par **des procédés de thérapie génique** (par ex. vecteurs viraux) qui, dans le contexte clinique, sont liés à des obstacles réglementaires et de sécurité considérables. Une perspective à long terme est le développement de **petites molécules ou de modulateurs basés sur l'ARN**, qui peuvent induire les mêmes effets de manière plus sûre.

La reprogrammation partielle ouvre ainsi un **paradigme inédit de la médecine du vieillissement** : non pas la lutte contre des symptômes isolés, mais l'inversion de programmes cellulaires entiers - une forme moléculaire de rajeunissement. Mais si cette perspective est fascinante, il faut aussi être clair : Le chemin vers l'application clinique est encore long et les risques sont considérables.

3.2.3 Opportunités et défis éthiques

La reprogrammation biologique a sans aucun doute le potentiel de changer radicalement la médecine, en particulier dans le domaine des thérapies régénératives, de la réparation des organes, du traitement des maladies chroniques et peut-être aussi de la prévention de la dégénérescence liée à l'âge. Ses **opportunités** comprennent

- **Rajeunissement d'organes sans transplantation**
- **Réactivation de cellules souches vieillissantes**
- **Traitement des maladies neurodégénératives** (par ex. Alzheimer, Parkinson)
- **Régénération du tissu cardiaque** après un infarctus
- **Réduction de la pression de vieillissement épigénétique**

Parallèlement, toute une série de **questions éthiques, sociales et de sécurité** se posent, qui dépassent le cadre purement biomédical :

1. **Risque de formation de tumeurs** : Comment s'assurer que la reprogrammation n'entraîne pas de dégénérescence ? Comment contrôler le dosage et la durée de l'intervention moléculaire ?

2. **Accès et distribution** : le rajeunissement biologique sera-t-il un produit de luxe pour les personnes aisées ou un bien public ? Qui définit la "nécessité médicale" ?

3. **Intervention sur la durée de vie** : si le vieillissement devient réversible, comment cela modifie-t-il nos concepts de phases de vie, d'équité entre les générations et de normalité biologique ?

4. **Régulation et responsabilité** : qui est responsable des interventions expérimentales ? De quelles lignes directrices éthiques a besoin une technologie qui peut modifier le vieillissement ?

5. **Questions d'identité** : que signifie pour l'identité personnelle le fait que le corps "rajeunisse" biologiquement, mais que l'histoire de vie reste plus ancienne ?

Ces questions montrent que : La reprogrammation biologique n'est pas seulement un procédé technique - c'est un **projet bioéthique** qui renégocie notre conception de la vie humaine, du vieillissement et du progrès.

3.3 Les thérapies à base de cellules souches dans le contexte du vieillissement

3.3.1 Différents types de cellules souches

Les cellules souches sont des cellules non spécialisées qui possèdent deux propriétés essentielles : la capacité d'**auto-renouvellement** (elles peuvent se diviser indéfiniment) et la **différenciation** en différents types de cellules. Elles sont considérées comme la base de la régénération cellulaire et sont essentielles au renouvellement des tissus, à la cicatrisation des plaies et au maintien des fonctions physiologiques.

On distingue plusieurs types principaux :

1. **Cellules souches embryonnaires (CSE)** Elles proviennent de la masse cellulaire interne du blastocyste (environ 5 jours après la fécondation) et sont **pluripotentes** - c'est-à-

dire qu'elles peuvent se développer en presque tous les types de cellules de l'organisme. Leur utilisation est liée à des débats éthiques et juridiques.

2. **Cellules souches adultes (somatiques)**
Elles sont présentes dans des tissus spécifiques - par exemple dans la moelle osseuse, l'épithélium intestinal, la peau ou le cerveau - et sont **multipotentes** ou **unipotentes**, c'est-à-dire limitées à certaines lignées cellulaires. Elles servent au renouvellement et à la réparation physiologiques des tissus.

3. **Cellules souches pluripotentes induites (iPSC)**
Elles sont issues de la reprogrammation de cellules somatiques (p. ex. cellules de la peau) au moyen de facteurs de Yamanaka et sont comparables aux CSE sur le plan fonctionnel - mais sans utiliser d'embryons. Elles permettent des thérapies spécifiques aux patients et sont considérées comme moins problématiques d'un point de vue éthique.

4. **Cellules souches mésenchymateuses (CSM)**
Ces cellules souches adultes peuvent se

différencier en tissu conjonctif, en os, en cartilage et en cellules adipeuses. Elles ont en outre des propriétés immunomodulatrices et anti-inflammatoires, ce qui les rend particulièrement intéressantes pour les thérapies régénératives et anti-inflammatoires.

Dans le contexte du vieillissement, **les cellules souches adultes** et **les CSM** sont particulièrement visées, car elles sont responsables de la réparation continue et du maintien de la fonction tissulaire - des processus dont il est prouvé qu'ils diminuent avec l'âge.

3.3.2 Médecine régénérative pour les personnes âgées

Avec l'âge, le **nombre et la fonctionnalité** des cellules souches diminuent - un phénomène que la recherche appelle **épuisement des cellules souches** et qui est considéré comme une caractéristique essentielle du vieillissement biologique (voir Hallmarks of Aging). Les raisons en sont multiples :

- Accumulation de dommages à l'ADN
- vieillissement épigénétique

- microenvironnements inflammatoires (par ex. par SASP)
- dérégulation métabolique
- déficiences mitochondriales

Il en résulte une **capacité de régénération** limitée des tissus : Les os guérissent plus lentement, les muscles s'atrophient, le système immunitaire réagit plus lentement et l'homéostasie de l'organisme est ébranlée. Ces processus dégénératifs se traduisent cliniquement par des maladies typiques du vieillissement comme l'ostéoporose, la sarcopénie, la faiblesse chronique de la cicatrisation ou les maladies neurodégénératives.

Les thérapies à base de cellules souches tentent d'intervenir de manière ciblée, que ce soit par un **apport exogène** (par ex. injection de CSM cultivées), par la **stimulation de niches de cellules souches endogènes** ou par **la thérapie génique** pour rajeunir la fonction des cellules souches. L'objectif est de **restaurer la fonction** par le renouvellement cellulaire, l'inhibition de l'inflammation et l'amélioration du microenvironnement tissulaire.

Des approches prometteuses sont actuellement en cours d'essais cliniques ou précliniques pour les indications suivantes :

- **Maladies dégénératives des articulations** (p. ex. arthrose du genou) : Les CSM issues de tissus adipeux ou de moelle osseuse sont injectées dans l'articulation concernée et présentent en partie des effets analgésiques et protecteurs du cartilage.

- **Cardiomyopathies** : des cellules souches autologues ou allogéniques sont injectées dans le muscle cardiaque endommagé afin d'améliorer la capacité de pompage.

- **Maladie de Parkinson** : des essais avec des cellules précurseurs dopaminergiques dérivées des iPSC ont montré des améliorations fonctionnelles parfois impressionnantes dans des modèles animaux.

- **Dégénérescence maculaire liée à l'âge** : des greffes sous-rétiniennes de cellules épithéliales pigmentaires rétiniennes générées à partir d'iPSC sont en cours d'essai clinique.

Le principal défi réside dans la **standardisation, la sécurité et l'effet à long terme** de ces thérapies. L'intégration des cellules transplantées dans les tissus existants ainsi que le risque de formation de tumeurs ou de réaction immunitaire ne sont pas non plus encore définitivement résolus.

3.3.3 Risques, limites et développements actuels

Aussi prometteuses que soient les thérapies à base de cellules souches, il ne s'agit **pas** d'un **remède miracle**, mais d'un outil thérapeutique complexe qui présente des défis considérables :

- **Genèse des tumeurs** : les cellules pluripotentes (ESC, iPSC) en particulier peuvent se diviser de manière incontrôlée et former des tératomes. Un contrôle complet de la différenciation et du comportement cellulaire n'est jusqu'à présent que partiellement possible.

- **Les réactions immunitaires** : Les cellules souches allogéniques (étrangères) peuvent être rejetées par le système immunitaire. Même si les CSM ont un effet immunomodulateur, un privilège immunitaire complet n'est pas garanti.

- **Hétérogénéité des préparations cellulaires** : il existe de grandes différences entre les différentes lignées cellulaires, les donneurs et les conditions de culture, ce qui rend difficile la reproductibilité des résultats.

- **Les effets à long terme ne sont pas clairs** : De nombreuses études ne portent que sur les effets thérapeutiques à court terme. La sécurité à long terme - par exemple en ce qui concerne la transformation maligne - reste incertaine.

- **Absence de normes réglementaires** : Alors que les études sérieuses sont soumises à des conditions strictes, il existe en parallèle de nombreux fournisseurs commerciaux qui proposent des thérapies à base de cellules souches sans fondement scientifique et en dehors des études cliniques - souvent avec des méthodes douteuses et un grand risque pour les patients.

Il existe néanmoins des développements prometteurs :

- Les progrès de la **technologie des organes sur puce** permettent de tester les cellules souches de manière ciblée avant de les utiliser en clinique.

- La combinaison avec **des techniques d'édition de gènes** (par exemple CRISPR/Cas9) ouvre la possibilité de corriger les cellules souches génétiquement défectueuses avant de les restituer au patient.

- **Le biobanking** de cellules souches autologues à un jeune âge gagne en importance afin de pouvoir recourir plus tard à de "jeunes" cellules propres.

Dans l'ensemble, il apparaît que la **thérapie par cellules souches chez les personnes âgées** n'est pas une approche uniforme, mais un domaine en croissance dynamique entre une régénération réaliste et une pression excessive des attentes. Il sera décisif pour son utilité médicale de séparer clairement les applications basées sur des preuves des offres spéculatives et de promouvoir **des études à long terme** avec une méthodologie scientifique rigoureuse.

3.4 Édition du génome et anti-vieillissement

3.4.1 CRISPR et autres outils

Le développement d'outils précis permettant de **modifier le patrimoine génétique de manière ciblée** représente l'une des plus grandes percées de la biologie moléculaire moderne. Il convient de souligner en particulier la méthode **CRISPR/Cas9**, qui révolutionne la recherche depuis 2012. Cette technique permet de **couper, de modifier ou de remplacer** des séquences d'ADN **de manière ciblée,** avec une précision, une efficacité et une accessibilité jusqu'ici inégalées.

CRISPR se base sur un mécanisme de défense naturel des bactéries contre les virus. Dans ce cas, un **brin conducteur d'ARN** sert de fonction de recherche qui se lie à l'ADN cible, tandis que l'enzyme **Cas9** coupe l'ADN à cet endroit précis. La cellule tente de réparer la coupure - ce que l'on peut utiliser soit pour **une mutation** ciblée **(knockout)**, soit pour **insérer de nouvelles séquences (knock-in)**. Il existe aujourd'hui de nombreuses modifications :

- **Édition de base** : permet le remplacement de paires de bases individuelles sans rupture double brin.

- **Prime Editing** : effectue des corrections génétiques précises, presque comme un "traitement de texte génétique".

- **Édition de l'épigénome** : ne modifie pas la séquence d'ADN elle-même, mais influence l'activité des gènes en modifiant de manière ciblée les marqueurs épigénétiques.

Dans le contexte du vieillissement, la question se pose de savoir si nous pouvons **corriger les gènes ou les mutations liés à l'âge**, ralentir - voire inverser - les processus de vieillissement grâce à l'édition du génome.

De nombreuses structures cibles sont en ligne de mire :

- **Gènes de télomérase** (TERT, TERC) : pour allonger les télomères

- **Gènes de sirtuine** : pour une meilleure réparation cellulaire et une meilleure régulation du métabolisme

- **FOXO3A, IGF1R, mTOR** : des gènes dont la corrélation avec la durée de vie est connue
- **Gènes de la progéria** (par exemple LMNA) : pour le traitement de la rétention précoce pathologique

Dans des modèles précliniques, par exemple chez des souris atteintes de progéria ou de maladies mitochondriales, l'édition de gènes a permis d'obtenir des améliorations significatives de la santé et de la durée de vie. Cependant, la transférabilité à l'homme se heurte à de nombreux obstacles biologiques, techniques et éthiques.

3.4.2 Potentiel de réparation des mutations liées à l'âge

Avec l'âge, **les mutations somatiques** - c'est-à-dire les modifications génétiques qui apparaissent au cours de la vie dans certaines cellules du corps - se multiplient. Ces mutations peuvent entraîner **une altération fonctionnelle** des tissus, contribuer au **développement de tumeurs** ou réduire l'**efficacité des mécanismes de réparation cellulaire**.

La réparation ciblée de telles mutations est un objectif central de l'édition du génome dans un contexte anti-âge. Deux stratégies envisageables sont en jeu :

1. **Approche de médecine de précision** : les mutations spécifiques aux patients sont identifiées à l'aide de diagnostics génétiques (par ex. Whole Genome Sequencing) et corrigées de manière ciblée - d'abord in vitro, peut-être aussi in vivo à long terme.

2. **Intervention systémique** : en modifiant de manière ciblée des gènes qui interviennent de manière centrale dans le processus de vieillissement (p. ex. mTOR, SIRT6, p16), on tente de moduler les mécanismes généraux du vieillissement.

De nombreuses interventions de ce type ont déjà été démontrées avec succès dans des modèles animaux. Par exemple, un allongement de la durée de vie et un rajeunissement fonctionnel ont été obtenus chez des souris porteuses d'une mutation de la progéria grâce à l'édition CRISPR du **gène LMNA**. De même, l'édition de gènes mitochondriaux - longtemps considérée comme techniquement difficile - est pour la première fois possible grâce à des outils récents tels que **les DddA-derived cytosine base editors (DdCBEs)**.

Toutefois, son application chez l'homme pose de vastes défis :

- **Ciblage** : les effets hors cible (c'est-à-dire les modifications involontaires à d'autres endroits du génome) peuvent avoir de graves conséquences.

- **Efficacité et pénétration cellulaire** : tous les types de cellules ne peuvent pas être édités avec la même efficacité, en particulier dans les tissus.

- **Des réactions immunitaires** contre les enzymes utilisées (notamment la Cas9) ont été observées.

- **Problématique de la distribution** : comment atteindre efficacement des milliards de cellules dans un organisme complexe ?

Actuellement, l'application se limite généralement à **des procédés ex vivo** - par exemple pour les cellules souches du sang - avec réinjection après un traitement réussi. Une application systémique pour la thérapie anti-âge est pour l'instant encore hypothétique, mais fait l'objet de recherches intensives.

3.4.3 Exemples d'application

L'idée de ralentir ou même d'arrêter le vieillissement de manière ciblée grâce à l'édition du génome est fascinante - mais aussi profondément controversée. Certains champs d'application potentiels font déjà l'objet de discussions concrètes :

- **Traitement des maladies monogéniques du vieillissement** telles que la progéria de Hutchinson-Gilford

- **Retard des maladies neurodégénératives** par modification de APOE4, TREM2, PRKN

- **Prolongation de la durée de vie en bonne santé** grâce au knockdown de mTOR, à l'activation de SIRT6 ou à la stabilisation de FOXO3A

- **Optimisation du métabolisme cellulaire** par intervention sur les gènes mitochondriaux

- **Protocoles de rajeunissement individualisés** basés sur des données génomiques

Mais chacune de ces approches s'accompagne également de **questions éthiques, juridiques et sociales** profondes :

1. **Frontière entre thérapie et amélioration** : quand l'édition du génome sert-elle à traiter une maladie - et quand devient-elle une mesure d'optimisation ? Le vieillissement est-il une maladie ?

2. **Responsabilité intergénérationnelle** : en cas d'intervention sur la lignée germinale, les modifications génétiques seraient transmises aux générations suivantes - avec des conséquences inconnues. Celles-ci sont actuellement (et à juste titre) largement interdites au niveau international.

3. **Inégalité et accès** : qui peut se permettre l'édition du génome ? La longévité devient-elle une question sociale ?

4. **Risques liés à l'absence de suivi à long terme** : de nombreux changements ne révèlent leurs conséquences qu'après des années, voire des décennies. Comment gérer cette incertitude ?

5. **Conception de l'être humain** : lorsque nous modifions nos gènes, nous modifions également notre conception de la nature, du destin et du vieillissement. Que signifie le fait que la vie humaine devienne technologiquement "négociable" ?

Malgré ces questions ouvertes, il est clair que l'édition du génome **aura une influence croissante sur la médecine gériatrique** dans les décennies à venir, tant sur le plan thérapeutique que préventif. La question de savoir si elle passera du stade de la recherche à celui de l'application clinique à grande échelle dépendra moins du progrès technique que de la **réflexion éthique, de la responsabilité sociale et de la réglementation politique**.

3.5 Prévention, diagnostic et biomarqueurs

3.5.1 Détection précoce des processus de vieillissement

Pendant des décennies, la pratique médicale a d'abord perçu le vieillissement comme **un processus de fond inévitable** - une phase qui progresse de manière chronologique et qui ne devient importante sur le plan thérapeutique que lorsque surviennent des maladies spécifiques telles que l'infarctus du myocarde, l'ostéoporose ou la démence. Aujourd'hui, cette compréhension évolue : le vieillissement est de plus en plus reconnu comme **un état de risque préclinique** - et donc comme un état pouvant potentiellement **être diagnostiqué et traité**.

L'objectif de la médecine gériatrique moderne est de **détecter précocement les processus liés à l'âge**, avant même l'apparition de maladies cliniquement manifestes. Pour cela, il faut de nouveaux instruments qui vont au-delà des paramètres de laboratoire classiques (p. ex. cholestérol, glycémie). L'accent est mis sur **des indicateurs de vieillissement multidimensionnels** qui soient aussi objectifs, reproductibles et pertinents que possible pour chaque individu.

domaines de la détection précoce :

- **Caractéristiques du vieillissement cellulaire** : Cellules sénescentes, longueur des télomères, dommages à l'ADN

- **Vieillissement épigénétique** : les profils de méthylation comme marqueurs de l'âge biologique

- **Signatures métaboliques** : modifications du métabolisme du glucose, des lipides et des acides aminés

- **Profils du microbiome** : Baisse de la diversité, espèces pro-inflammatoires

- **Marqueurs d'inflammation** : IL-6, TNF-α, CRP - indices d'inflammation chronique

- **Tests cognitifs et imagerie neuronale** : diagnostic précoce des processus neurodégénératifs

- **Tests fonctionnels** : analyse de la marche, force musculaire, tests de réaction comme corrélats fonctionnels de la réserve biologique

Les données longitudinales, c'est-à-dire les mesures régulières au fil du temps, sont particulièrement pertinentes, car elles permettent d'évaluer non seulement l'état actuel, mais aussi la vitesse du vieillissement. L'intégration de ces données dans les décisions de médecine préventive marque un changement paradigmatique - du traitement à la **prévention de la décompensation biologique**.

3.5.2 Horloges épigénétiques et autres biomarqueurs

Le développement de ce que l'on appelle **les horloges épigénétiques** représente un progrès particulier. Celles-ci se basent sur l'analyse de certains modèles de méthylation dans le patrimoine génétique, qui peuvent être mis en corrélation avec l'âge biologique d'une cellule ou d'un organisme. Les modèles les plus connus sont

- **Horvath Clock** (2013) : utilise environ 353 sites CpG pour déterminer l'âge ; applicable à de nombreux types de tissus.

- **Hannum Clock** : spécialisée dans les échantillons de sang ; également bien validée.

- **PhenoAge** : combine les données de méthylation avec des paramètres cliniques (p. ex. nombre de leucocytes, albumine) afin de représenter le vieillissement lié à une maladie.

- **GrimAge** : inclut des biomarqueurs protéiques et l'exposition au tabac - avec un pouvoir prédictif particulièrement bon pour la mortalité.

- **DunedinPACE** : mesure la vitesse du vieillissement - et pas seulement son état - et est donc particulièrement pertinent pour les interventions.

Ces montres offrent de nombreuses possibilités d'application :

- **Évaluation individuelle des risques** : quel est l'âge biologique de mon corps par rapport à l'âge calendaire ?

- **Suivi thérapeutique** : quel est l'impact d'une intervention - par exemple sport, régime, médicament - sur mon taux de vieillissement ?

- **Comparaison des populations** : quels sont les styles de vie, les influences environnementales ou les facteurs génétiques qui influencent le vieillissement biologique ?

Outre les horloges épigénétiques, de nombreux autres biomarqueurs font l'objet de discussions :

- **Longueur des télomères** : moins stable, mais indicateur traditionnellement utilisé.

- **Profils protéomiques et métaboliques** : permettent de tirer des conclusions fines sur l'état du métabolisme.

- **Facteurs associés à la sénescence** : par ex. p16^INK4a, SA-β-Gal, composants SASP.

- **Indice microbiomique** : la diversité et les rapports de dominance sont en corrélation avec l'âge et l'inflammation.

Les approches combinées, par exemple dans ce que l'on appelle **les panels multi-omiques**, offrent le plus grand potentiel : elles intègrent des données génomiques, épigénomiques, métaboliques, inflammatoires et fonctionnelles dans un profil de vieillissement global. De telles méthodes sont techniquement exigeantes, mais elles sont de plus en plus évolutives pour les applications cliniques.

3.5.3 Surveillance du vieillissement biologique dans la pratique

L'intégration du diagnostic du vieillissement dans la routine clinique est encore limitée jusqu'à présent - mais le développement progresse rapidement. Les premières **cliniques de longévité** et les centres spécialisés dans la médecine de précision proposent déjà des analyses complètes du vieillissement, notamment aux États-Unis, en Israël ou au Japon. En Europe aussi, les programmes de **diagnostic préventif de l'âge** se multiplient.

Un "dépistage biologique de l'âge" typique peut comprendre les éléments suivants :

- **Analyse de sang** : marqueurs de l'inflammation, du métabolisme, de la charge oxydative, de la fonction hépatique et rénale

- **Tests épigénétiques** : par ex. DNAge, TruDiagnostic, EpiAging

- **Composition corporelle** : rapport muscle/graisse, graisse viscérale, densité osseuse

- **Bilan cardio-vasculaire** : analyse de l'onde de pouls, VO_2max, variabilité de la fréquence cardiaque

- **Fonction cognitive** : dépistage de la mémoire, des fonctions exécutives, de l'attention

- **Analyse du mouvement** : analyse de la marche, tests de réaction, équilibre

- **Profil microbiologique** : par ex. par un échantillon de selles

L'objectif est d'établir un profil global de l'âge qui exclut non seulement la maladie, mais qui identifie également les réserves fonctionnelles, les facteurs de stress systémiques et les points faibles biologiques - ce que l'on appelle **un Healthspan Fitness-Check**.

La standardisation, la validation et l'encadrement éthique de ces méthodes sont décisifs pour leur avenir. Car si les déclarations diagnostiques peuvent être utiles pour déterminer l'âge biologique, elles comportent aussi des risques :

- **Charge psychologique** : que signifie pour les gens "vieillir rapidement" ?

- **Mauvaise interprétation et surtraitement** : les valeurs de vieillissement divergentes conduisent-elles à des traitements inutiles ?

- **Potentiel de discrimination** : les employeurs ou les assureurs ont-ils le droit d'accéder aux données biologiques relatives à l'âge ?

Il est donc nécessaire de **disposer d'un cadre réglementaire** clair, **de normes de protection des données**

et de lignes directrices en matière de communication afin d'utiliser les possibilités offertes par ces technologies de manière responsable.

4. entre mythe et science

4.1 Le marketing de l'éternelle jeunesse

4.1.1 Le marché de mille milliards de dollars de la "longevité

L'idée d'un corps sain, performant et extérieurement jeune jusqu'à un âge avancé est devenue l'un des **principaux récits de l'économie du bien-être et de la santé du 21e siècle**. Il n'y a guère d'autre domaine où le progrès médical, les intérêts commerciaux et les aspirations culturelles se superposent aussi fortement que dans le marché anti-âge - ou, pour le formuler de manière plus moderne, dans le **secteur de la "longevité"**.

Selon les estimations, le volume du marché mondial des produits et services anti-âge dépassait déjà **450 milliards de dollars** en 2023, avec une croissance prévue de plus d'un **billion de dollars d'ici 2030**. L'offre s'étend des produits quotidiens tels que les crèmes, les vitamines et les compléments alimentaires aux analyses sanguines personnalisées, aux thérapies hormonales, aux traitements à base de cellules souches et aux retraites exclusives Longevity, aux plateformes de diagnostic moléculaire et aux analyses génétiques.

L'**évolution du public cible** est particulièrement frappante : alors que les offres anti-âge d'autrefois s'adressaient plutôt aux consommateurs âgés, elles visent aujourd'hui un **groupe cible** de plus en plus **jeune, soucieux de sa santé et connecté numériquement** - des personnes qui veulent "contrôler leur âge biologique" bien avant que les premiers signes de vieillissement n'apparaissent. Cette "logique d'optimisation" s'est profondément ancrée dans l'image moderne de soi : La santé n'est plus l'absence de maladie, mais un état d'amélioration constante.

Le terme "**longevité**" est volontairement ouvert : Il suggère le progrès scientifique sans se fixer. Ce flou est voulu par la stratégie de marketing. Les produits et services vendus sous l'étiquette "longevité" englobent un large éventail - des mesures de prévention fondées sur des preuves jusqu'aux offres pseudo-scientifiques sans utilité prouvée.

Le récit médiatique est un moteur décisif de ce marché : les auteurs de best-sellers, les célébrités, les entrepreneurs de la Silicon Valley et les influenceurs propagent la longévité comme une nouvelle forme d'épanouissement personnel. La santé devient ainsi un bien consommable - on ne promet **rien de moins que le contrôle de son propre vieillissement**.

4.1.2 Compléments alimentaires, biohacking

Les compléments alimentaires (suppléments) constituent un segment central du marché anti-âge. Ils promettent vitalité, protection cellulaire, régénération - et jouissent d'une énorme popularité. Le chiffre d'affaires des "**suppléments de longévité**" tels que le NMN (nicotinamide mononucléotide), le resvératrol, la spermidine, la curcumine, la coenzyme Q10 ou l'astaxanthine augmente chaque année d'un pourcentage à deux chiffres. Ces substances sont souvent promues à l'aide d'études menées sur des cultures cellulaires ou des modèles animaux - mais pour beaucoup d'entre elles, **les preuves cliniques de l'efficacité chez l'homme** font défaut.

Il en va de même pour le **mouvement du biohacking** - un concept issu à l'origine de la scène technologique du do-it-yourself, qui décrit aujourd'hui un mode de vie dans lequel l'alimentation, le sommeil, les hormones, la température, la lumière, la respiration et même la génétique sont "hackés" afin d'augmenter les performances et de ralentir le vieillissement. Dans les médias sociaux, les biohackers propagent des routines, des suppléments et des techniques détaillées - souvent avec des justifications à consonance scientifique, mais sans base de données solide.

Les pratiques typiques de biohacking sont entre autres

- Douches froides et cryothérapie
- le jeûne intermittent
- Régimes cétogènes
- Microdosage de substances psychoactives
- Utilisation de wearables pour mesurer les données corporelles
- Prise de protocoles de suppléments étendus ("stacking")

Ce qui semble d'abord être l'expression d'une conscience de la santé peut rapidement se transformer en **contrainte, en pseudo-science et en comportement à risque**. De nombreux biohackers agissent à la limite de l'auto-expérimentation, sans contrôle clinique, sans évaluation scientifique fondée et souvent avec la promesse non formulée : "Tu peux inverser le vieillissement - si tu en fais assez".

Les traitements hormonaux - par exemple à base d'hormone de croissance (HGH), de testostérone ou de DHEA - constituent un domaine particulièrement explosif. Ils sont commercialisés comme une "fontaine de jouvence", alors qu'ils présentent des effets secondaires importants et des risques à long terme, notamment en ce qui concerne le développement de cancers, les dérapages métaboliques et les complications cardiovasculaires.

4.1.3 Dangers des surpromesses

Le lien entre le langage médical, les aspirations culturelles et les intérêts commerciaux crée un terrain propice aux **surpromesses** - des affirmations qui exagèrent, simplifient ou méconnaissent délibérément l'état de la science. De telles affirmations peuvent être

- "Cette substance prolonge votre vie de 10 ans".
- "Vous pouvez revenir à votre âge biologique".
- "Les rides sont un signe de faiblesse cellulaire - combattez-les avec XYZ".

- "La fontaine de jouvence est trouvée - et vous pouvez vous y abonner".

Cette **hyperbolisation** des possibilités médicales n'est pas seulement trompeuse - elle est **potentiellement dangereuse**. En effet, elle conduit à de fausses attentes, à une consommation accrue, à des coûts inutiles et parfois à des risques pour la santé. De plus, les promesses excessives évincent souvent **des mesures basées sur des preuves, mais d'apparence "ennuyeuse"**, comme l'exercice physique, le sommeil, l'intégration sociale ou une alimentation équilibrée - c'est-à-dire précisément les facteurs dont il est prouvé qu'ils favorisent la santé des personnes âgées.

Un autre danger réside dans le **transfert de la responsabilité** : celui qui ne reste pas jeune et performant n'a "pas assez optimisé", "pas pris les bons suppléments" ou "mesuré les mauvaises valeurs". Le vieillissement est ainsi **moralisé et privatisé**, ce qui est particulièrement problématique pour les groupes vulnérables (p. ex. les malades chroniques, les personnes âgées en situation de pauvreté).

Des questions se posent également sur le plan juridique et réglementaire : dans de nombreux pays, les compléments alimentaires ne sont pas considérés comme des médicaments - ils ne sont donc pas soumis aux mêmes normes de contrôle. Parallèlement, Les fabricants utilisent de plus en plus **un langage quasi-médical**, comme "efficacité cellulaire", "inspiré par la science" ou "testé cliniquement" - des termes qui donnent au consommateur l'impression d'une pertinence thérapeutique.

Le défi principal est donc le suivant : **comment séparer les innovations scientifiquement fondées des illusions du marketing ?** Comment protéger les consommateurs contre les promesses trompeuses sans étouffer l'espoir légitime de progrès ?

4.2 La pseudo-science dans l'anti-âge

4.2.1 Schémas typiques et conclusions erronées

Les pseudo-sciences dans le domaine de l'anti-âge ne sont pas toujours faciles à reconnaître. Elles se camouflent souvent dans un langage médical, se réfèrent à des études isolées ou à des avis d'experts et utilisent des termes tels que "cellulaire", "moléculaire", "testé cliniquement" ou "vérifié", sans utiliser ces termes correctement ou dans un sens scientifique. Dans le secteur anti-âge en particulier, les frontières entre la vraie science, la spéculation et le langage scientifique utilisé de manière stratégique s'estompent, ce qui induit souvent en erreur les profanes, mais aussi le personnel médical.

Voici quelques **caractéristiques** typiques **de l'argumentation pseudo-scientifique** dans le contexte anti-âge :

- **Transfert de données expérimentales animales à l'homme sans classification critique**
  Exemple : "Cette substance a prolongé la vie des vers de 50 % - imaginez ce qu'elle peut faire chez l'homme !" On passe ainsi sous silence le fait que le métabolisme et la génétique de *Caenorhabditis elegans* ou des souris ne sont pas directement transposables à l'homme.

- **Des preuves anecdotiques plutôt que des données systématiques**
  Des déclarations telles que : "J'ai pris du NAD+ et je me sens plus jeune" ou "Mon âge biologique a baissé de dix ans - selon un test en ligne". De tels témoignages ne remplacent pas les études contrôlées.

- **Affirmations à caractère scientifique sans indication de la source**
Par exemple : "La reprogrammation épigénétique est désormais possible - obtenez le nouveau pack jeunesse". De telles affirmations semblent progressistes, mais elles ne sont généralement pas étayées ou sont extrêmement simplifiées.

- **Explications post-hoc** (interprétation rétrospective sans preuve de causalité)
Par exemple : "Dans la région X, les gens deviennent particulièrement vieux, ils mangent Y tous les jours - donc Y doit avoir un effet rajeunissant". La **fausse conclusion** classique **de la corrélation et de la causalité**.

- **Des visions du monde dichotomiques** : "La médecine conventionnelle a échoué - notre méthode est l'avenir".
Ce modèle d'argumentation s'oppose délibérément au système scientifique établi et sous-entend que l'innovation n'est possible qu'en dehors de la recherche reconnue.

Ces schémas et d'autres créent une prétendue crédibilité, mais ne sont pas le résultat d'une **évaluation par** les pairs, d'une méthodologie contrôlée ou de données reproductibles**. Ils spéculent sur l'espoir, la peur du vieillissement et une demi-connaissance des processus moléculaires - d'une manière qui est scientifiquement indéfendable, mais qui a un impact émotionnel fort.

4.2.2 Médias sociaux, influenceurs et vulgarisation scientifique

Il n'y a guère d'autre domaine médical où l'écart entre la recherche réelle et la représentation publique est aussi grand que dans le secteur anti-âge. Une raison essentielle à cela est le **rôle des plateformes numériques** : YouTube, TikTok, Instagram et les podcasts sont aujourd'hui des sources d'information centrales - également pour les questions de santé. Des influenceurs dont l'audience se compte en millions donnent des conseils alimentaires, recommandent des suppléments ou propagent leurs propres "formules de longévité" - souvent sans formation médicale ni fondement scientifique.

Les mécanismes typiques dans les médias sociaux sont

- **Promesses de santé personnalisées** : "Ce qui a marché pour moi va t'aider".

- **Renforcement par les algorithmes** : Les messages émotionnels, polarisants et simples sont affichés de préférence - tandis que les explications différenciées et complexes ont une portée moindre.

- **Distorsion des études scientifiques** : les résultats issus de cultures cellulaires ou de modèles animaux sont communiqués comme une "percée", souvent sans contexte, restriction ou explication méthodologique.

- **Commercialisation par le biais de liens d'affiliation et de ventes de produits** : la crédibilité est minée par des intérêts économiques propres - par exemple dans le cas d'influenceurs qui font la promotion de produits dont ils participent directement au chiffre d'affaires.

Même **les scientifiques** dits **populaires** ou les auteurs de livres ayant une formation scientifique contribuent parfois à la diffusion de récits pseudo-scientifiques - souvent involontairement, mais par le biais d'une simplification, d'une présentation sélective ou de formulations sensationnelles. C'est ainsi que naissent des récits tels que

- "Vieillir est une maladie - et donc curable".
- "La clé de l'immortalité est dans nos gènes".
- "Un seul biomarqueur peut révéler votre âge réel".

Ces affirmations semblent modernes, disruptives et évidentes - mais elles ignorent souvent la **complexité des systèmes biologiques**, le **caractère contextuel des résultats d'études** et les **limites méthodologiques de la recherche**.

4.2.3 Normes scientifiques contre vœux pieux

Une différence centrale entre la science sérieuse et les vœux pseudo-scientifiques réside dans le **traitement de l'incertitude**. La science reconnaît le caractère limité de ses modèles, fait des déclarations en termes de probabilités et travaille avec des niveaux d'évidence. La pseudo-science, en revanche, se veut souvent absolue : "Ce remède est efficace", "Ce test vous montre la vérité", "Cette méthode va vaincre le vieillissement".

De la vraie science :

- est **falsifiable**, c'est-à-dire qu'elle peut être réfutée.

- fonctionne avec une **évaluation par les pairs** et une reproductibilité méthodologique.

- est **transparent** en ce qui concerne les données, les méthodes et le financement

- reconnaît **les limitations** et **les hypothèses concurrentes**

- se développe de manière **itérative** et non linéaire.

Pseudo-science :

- se présente comme **sans alternative** et "nouvelle".

- refuse l'**examen méthodique** ou juge la critique comme une "attaque

- utilise de manière sélective des études ou des cas individuels pour les confirmer.

- évite **les explications complexes** au profit de solutions simples

- mélange **des termes scientifiques avec des concepts ésotériques** ("flux d'énergie", "mémoire cellulaire", etc.).

Dans le domaine de l'anti-âge, cette différence est particulièrement visible, car la **demande sociale de solutions simples à des problèmes complexes** est énorme. C'est précisément là que se situe la responsabilité éthique de la communication scientifique : **tout espoir ne doit pas être transformé en produit. Toute idée n'est pas une thérapie.**

La science doit être compréhensible - mais elle ne doit pas s'adapter à la logique du marketing. Sinon, elle perd son intégrité. La mission de la médecine, de la biologie et de la santé publique est de **différencier, de classer et de rester honnête** - même si cela signifie que le véritable rajeunissement est plus complexe, plus lent et moins spectaculaire que certaines voix veulent nous le faire croire.

4.3 Ce qui est vraiment efficace - et ce qui ne l'est pas

4.3.1 Aperçu des interventions fondées sur des données probantes

Malgré la multitude de promesses exagérées et de méthodes pseudo-scientifiques, il existe aujourd'hui plusieurs **approches fondées sur des preuves** qui ont démontré leur capacité à ralentir le vieillissement biologique, à retarder les maladies liées à l'âge et à prolonger **la durée de vie en bonne santé**. Ces mesures se distinguent par le fait qu'elles ont été testées dans plusieurs études bien conçues, qu'elles sont généralement peu coûteuses, à bas seuil et qu'elles présentent peu d'effets secondaires - tout en paraissant souvent moins spectaculaires que les solutions biotechnologiques sur papier glacé.

Les plus importantes de ces stratégies éprouvées peuvent être résumées en quatre groupes :

1. **Exercice et activité physique**
    - L'activité physique régulière est l'une des mesures les plus efficaces pour ralentir le vieillissement fonctionnel.

- Les effets comprennent : Maintien de la masse musculaire, amélioration de la sensibilité à l'insuline, réduction des marqueurs inflammatoires, stabilisation cognitive, promotion de la mitophagie et réduction du stress.

- Il est recommandé de combiner **l'entraînement d'endurance, la musculation** et **l'entraînement de la mobilité** - au moins 150 minutes d'activité d'intensité modérée par semaine.

2. **Une alimentation saine**

    - Il n'existe pas de "régime anti-âge", mais de nombreuses indications montrent les effets positifs des régimes méditerranéens, à base de plantes ou à teneur réduite en calories.

    - La réduction des **aliments hautement transformés, du sucre, des graisses trans et de la viande rouge** est associée à des paramètres de vieillissement favorables.

- Certains modèles alimentaires - par exemple **le jeûne intermittent**, l'**apport alimentaire limité dans le temps** et **la restriction calorique sans malnutrition** - montrent dans les études des effets significatifs sur les biomarqueurs, l'inflammation et la santé métabolique.

3. **Sommeil et régulation du stress**

   - La privation chronique de sommeil est associée à un raccourcissement accéléré des télomères, à une résistance à l'insuline, à des troubles immunitaires et à un déclin cognitif.

   - Il est prouvé **que 7 à 8 heures de sommeil par nuit**, un rythme de sommeil régulier, une faible exposition à la lumière et au bruit et une réduction consciente du stress (par exemple par la pleine conscience, des exercices de respiration, un soutien social) sont associés à un vieillissement plus lent.

4. **Intégration sociale et sens de la vie**

- Des études montrent que **la solitude** représente un risque pour la santé comparable au tabagisme ou au manque d'activité physique.

- Les personnes bénéficiant **d'un soutien social, d'un sentiment de sens et d'appartenance** présentent des taux de maladie plus faibles, des taux d'inflammation plus bas et une meilleure résilience face au stress lié à l'âge.

Ces connaissances ne sont pas nouvelles - mais elles sont souvent **éclipsées** dans le discours public **par des offres spectaculaires mais peu validées**. Pourtant, il faut savoir que **les plus grands effets sur la santé et le vieillissement ne viennent pas du laboratoire, mais de la vie quotidienne.**

4.3.2 Restriction calorique, activité physique, sommeil, psychisme

Au cours des dernières décennies, un grand nombre d'études de grande qualité ont démontré que **la restriction calorique (RC)** en particulier - définie comme une réduction de l'apport calorique d'environ 20 à 30

% sans carence en nutriments - **prolongeait de manière significative la durée de vie et de santé chez des organismes modèles**. Des voies de signalisation centrales sont ainsi influencées :

- **mTOR** est inhibé→ Promotion de l'autophagie
- **L'AMPK** est activée→ Amélioration de l'efficacité métabolique
- **Les sirtuines** sont hautement régulées→ Protection de l'ADN et des mitochondries
- **Les processus inflammatoires** sont réduits

Chez l'homme, la RC a permis, dans des études telles que **CALERIE (Comprehensive Assessment of Long-term Effects of Reducing Intake of Energy)**, d'améliorer les paramètres métaboliques, la pression artérielle, les marqueurs d'inflammation et le bien-être subjectif - en précisant toutefois qu'un suivi médical minutieux était nécessaire.

L'activité physique est au moins aussi efficace - si ce n'est plus - à cet égard. Elle a **des effets multisystémiques** : Elle améliore le métabolisme énergétique cellulaire, réduit l'inflammation, favorise la neurogénèse dans l'hippocampe, améliore la fonction cardiaque et renforce les défenses immunitaires. Les données montrant que l'exercice régulier peut **ralentir le vieillissement épigénétique de manière mesurable** - par exemple via des horloges épigénétiques comme PhenoAge ou DunedinPACE - sont particulièrement impressionnantes.

Le sommeil est également un pilier sous-estimé de la médecine de la longévité. Pendant le sommeil, il n'y a pas que la récupération physique, mais aussi la régénération cellulaire, la consolidation de la mémoire et la régulation de l'inflammation. Le manque de sommeil favorise la dérégulation circadienne, le stress oxydatif, les troubles de la tolérance au glucose et les processus neurodégénératifs.

La **santé mentale** joue également un rôle central : la dépression, le stress permanent et l'isolement social sont associés à des télomères raccourcis, à une tendance accrue à l'inflammation et à une morbidité plus élevée à l'âge . Des études d'intervention montrent que les méthodes basées sur la pleine conscience, la méditation, la thérapie cognitivo-comportementale ou la psychoéducation ciblée peuvent **non seulement améliorer le bien-être subjectif**, mais aussi produire **des changements mesurables dans les paramètres du**

vieillissement - par exemple dans la méthylation épigénétique.

4.3.3 Pourquoi il n'y a pas de "pilule miracle

Malgré les progrès considérables réalisés dans la recherche sur le vieillissement moléculaire, il n'existe à ce jour **aucune substance unique** qui, dans le cadre d'études contrôlées à long terme, allonge la durée de vie ou ralentit le processus de vieillissement chez l'homme. Une grande partie de ce qui fonctionne dans les cultures cellulaires ou chez les animaux n'a **que des effets limités ou inégaux** chez l'homme - ou comporte des risques considérables.

Exemples :

- **Resvératrol** : agit comme activateur de sirtuine dans les cultures cellulaires ; les effets cliniques chez l'homme restent mitigés. Biodisponibilité problématique.

- **Précurseurs NAD+ (NR, NMN)** : présentent des données précliniques intéressantes ; la sécurité à long terme et l'utilité chez l'homme ne sont pas encore suffisamment établies.

- **La metformine** : Prometteuse en tant qu'antidiabétique ; l'**étude TAME** doit déterminer si elle a des effets modulateurs du vieillissement chez les personnes en bonne santé.

- **Rapamycine** : inhibe mTOR, prolonge nettement la vie des souris - mais avec des effets secondaires qui rendent difficile une utilisation à grande échelle.

Ces exemples le montrent : **Le vieillissement est un processus systémique à plusieurs niveaux. Il n'existe pas d'"interrupteur principal" moléculaire qu'il suffirait d'actionner.** La recherche d'une "pilule miracle" est donc non seulement scientifiquement discutable, mais elle détourne aussi souvent l'attention des mesures plus efficaces, mais moins spectaculaires.

Au lieu de cela, la médecine moderne de la longévité mise de plus en plus sur **des stratégies multimodales** - c'est-à-dire des combinaisons de changements de mode de vie, de diagnostics ciblés, éventuellement de soutien médicamenteux et de modification du comportement à long terme. Cela peut sembler moins excitant - mais c'est beaucoup **plus efficace, durable et moins risqué**.

5. l'avenir de la recherche sur le vieillissement

5.1 La vision de "Longevity Medicine

5.1.1 De la gériatrie à la médecine proactive des personnes âgées

Traditionnellement, la médecine de la vieillesse était avant tout **réactive** : elle intervenait là où les troubles et les maladies étaient déjà apparus. La **gériatrie** classique se concentrait sur la multimorbidité, la polypharmacie et le déclin fonctionnel. Son objectif principal était de préserver la qualité de vie à un âge avancé malgré les limitations existantes - mais pas de considérer le vieillissement lui-même comme un objectif thérapeutique.

La **médecine** moderne **de la longévité** représente en revanche un **changement de paradigme** : elle considère le vieillissement comme un **processus biologique modulable** qui commence déjà des décennies avant l'apparition des maladies - et qui **peut** donc **être influencé de manière ciblée**. La prémisse est la suivante : il ne suffit pas de traiter les maladies, il faut intervenir à un stade précoce sur les causes du vieillissement.

Au cœur de cette nouvelle discipline

- **Diagnostic individuel** : par ex. âge épigénétique, marqueurs inflammatoires, flexibilité métabolique

- **Prévention et intervention précoce** : avant que les dommages ne soient cliniquement visibles

- **Intégration technologique** : par ex. analyse de l'âge basée sur l'IA, jumeaux numériques, wearables

- **Perspective multisystémique** : le vieillissement ne concerne pas des organes isolés, mais l'ensemble de l'organisme

- **Stratégies personnalisées** : basées sur des profils génétiques, épigénétiques, microbiologiques et métaboliques

L'objectif à long terme est de faire passer toute la logique médicale d'une **médecine** réparatrice à une **médecine proactive et résiliente**, qui maximise la durée de vie en bonne santé - en intégrant des facteurs biologiques, mais aussi psychologiques, sociaux et environnementaux.

5.1.2 Intégration interdisciplinaire

La Longevity Medicine ne peut être efficace que si elle se comprend de **manière interdisciplinaire**. Le processus de vieillissement est trop complexe pour être compris et influencé par une seule discipline. La collaboration entre

- **Biologie moléculaire et génétique** (pour la compréhension et le contrôle des processus biologiques)
- **Epigénétique et biologie cellulaire** (pour la reprogrammation et la résilience cellulaire)
- **bio-informatique et médecine des systèmes** (pour l'intégration de grandes quantités de données et l'individualisation)
- **Endocrinologie et immunologie** (pour influencer le vieillissement hormonal et immunologique)
- **Gériatrie et gérontologie** (pour le lien avec la réalité clinique et la dimension psychosociale)
- **Médecine comportementale et santé publique** (pour une prévention efficace et la modification du mode de vie)

- **Éthique, sociologie et droit** (pour évaluer l'impact social)

Seule l'association de ces disciplines peut donner naissance à une **médecine globale du vieillissement** qui ne pense pas en silos, mais qui conçoit l'être humain comme un être bio-psycho-social - intégré dans son environnement, sa biographie et ses relations sociales.

Parallèlement, de nouveaux domaines professionnels apparaissent : par exemple, **les praticiens de la longévité** qui établissent des profils d'âge individuels, coordonnent des thérapies, interprètent des données et enseignent des stratégies de style de vie. Les premiers programmes de formation dans ce domaine existent déjà, par exemple aux États-Unis, en Grande-Bretagne ou à Singapour.

5.1.3 Potentiel et limites des interventions personnalisées

La grande force de la médecine de longévité réside dans sa **capacité d'individualisation** : tout le monde ne vieillit pas de la même manière. Les prédispositions génétiques, l'empreinte épigénétique, la composition du microbiome, les habitudes de vie et les facteurs environnementaux conduisent à des processus de vieillissement hautement différenciés - ce qui est bénéfique pour la santé d'une personne peut être neutre ou même nuisible pour une autre.

La médecine gériatrique personnalisée tente d'appréhender ces différences **sur le plan diagnostique et de les utiliser à des fins thérapeutiques**. Exemples :

- Une patiente souffrant d'un microbiome inflammatoire reçoit des prébiotiques et des probiotiques ciblés, tandis qu'un autre patient souffrant d'un syndrome métabolique suit un schéma alimentaire cétogène.

- L'un profite de la musculation, l'autre davantage de l'effort d'endurance, en fonction de son profil génétique.

- Le test épigénétique montre un processus de vieillissement accéléré chez le patient A et une méthylation stable chez le patient B - la nécessité d'agir diffère en conséquence.

En même temps, il faut reconnaître les **limites de cette individualisation** :

- **L'interprétation des données** est complexe et souvent incohérente - toute divergence n'est pas synonyme de maladie.

- **Les effets à long terme** des interventions personnalisées sont souvent encore insuffisamment étudiés.

- Les **coûts et l'accès** sont jusqu'à présent des facteurs limitants - les offres de longévité se concentrent sur les groupes cibles aisés.

- **Des questions éthiques** telles que la prédiction de la durée de vie individuelle, l'utilisation des données génomiques ou la question de savoir qui "mérite la longévité" ne sont pas encore résolues.

Il n'en reste pas moins vrai : La médecine de la longévité a le potentiel de transformer toute notre conception de la (des) vieillesse(s), de la santé et des soins médicaux - si elle est conçue de manière scientifique, responsable et accessible.

5.2 Innovations technologiques - de l'IA aux usines cellulaires

5.2.1 L'intelligence artificielle dans la recherche sur le vieillissement

L'intelligence artificielle (IA) est devenue l'un des principaux outils de la recherche moderne sur le vieillissement. Elle permet non seulement d'analyser des ensembles de données complexes et hautement dimensionnels - issus par exemple de la génomique, de l'épigénétique, de la métabolomique ou de l'imagerie - mais aussi d'en déduire **des modèles précis et des modèles prédictifs**. Dans la recherche sur la longévité, les champs d'application suivants jouent un rôle particulier :

- **Détermination de l'âge biologique** : les modèles d'IA peuvent déterminer l'âge biologique avec une précision étonnante à partir de données épigénétiques, métaboliques ou d'imagerie (par ex. IRM, scanners cutanés, scanners rétiniens). Des plateformes telles que Deep Longevity ou Altos Labs utilisent des réseaux neuronaux pour cartographier les processus de vieillissement en temps réel.

- **Prévision de l'évolution du vieillissement individuel** : des modèles de machine learning identifient des modèles de risque, par exemple pour un déclin cognitif précoce, un vieillissement immunitaire ou un dysfonctionnement métabolique - souvent des années avant l'apparition de symptômes cliniques.

- **Optimisation des thérapies** : L'IA peut proposer des interventions personnalisées, tester des combinaisons de substances actives ou simuler des réponses thérapeutiques. Pour ce faire, elle intègre des données provenant de l'ADN, de l'ARN, des protéines et des facteurs environnementaux.

- **Développement de substances actives** : la découverte de nouveaux composés anti-âge est accélérée par l'IA. Les algorithmes analysent d'immenses bibliothèques de molécules, modélisent les interactions substance active/cible et prévoient les effets secondaires. Cela permet de gagner du temps, de réduire les coûts et de diminuer les tests sur les animaux.

Insilico Medicine, une entreprise qui utilise l'apprentissage profond pour concevoir de nouvelles thérapies de longévité, en est un exemple marquant. D'autres acteurs comme **BioAge**, **Aging.AI** ou **Gero.ai** développent des systèmes basés sur l'IA pour simuler les processus de vieillissement dans des jumeaux numériques - c'est-à-dire des images virtuelles de personnes réelles avec lesquelles des interventions peuvent être jouées avant d'être réellement testées sur des personnes.

La force de l'IA ne réside pas seulement dans la puissance de calcul, mais aussi dans la **reconnaissance de relations qui ne sont pas intuitivement saisissables par l'homme** - par exemple le lien entre certains métabolites, la composition du microbiome et le vieillissement épigénétique. Le défi consiste à maintenir ces systèmes **transparents, compréhensibles et validés cliniquement**.

5.2.2 Organoïdes, bioingénierie et systèmes régénératifs

Outre l'analyse des données, la **fabrication biologique de tissus et de systèmes cellulaires** modifie fondamentalement la recherche anti-âge. Les nouveaux développements dans les **technologies de l'ingénierie tissulaire** et **des organoïdes** permettent de reproduire in vitro des structures cellulaires humaines et de les manipuler de manière ciblée.

- **Les organoïdes** sont des versions miniatures d'organes en trois dimensions, basées sur des cellules, qui se développent à partir de cellules souches et reproduisent les fonctions fondamentales de l'organe réel. Il existe aujourd'hui des organoïdes du foie, du cerveau, des intestins, de la peau, des reins et même du cœur. Ceux-ci permettent
    - Recherche sur le vieillissement à l'aide de modèles spécifiques aux patients
    - Test de substances actives dans un environnement cellulaire humain
    - Compréhension du vieillissement dans des tissus spécifiques (par ex. neurodégénératifs)
- **La bio-impression** et **les tissus imprimés en 3D** permettent de fabriquer des structures cellulaires complexes qui pourraient à l'avenir donner naissance à des organes de remplacement entiers - ou servir à remplacer des tissus vieillissants. Les premières études sur la

régénération du foie et la formation de cartilage sont prometteuses.

- **Les plateformes de thérapie cellulaire** développent des produits cellulaires autologues ou allogéniques pour le rajeunissement systémique. Particulièrement en développement : le plasma jeune, les thérapies exosomales, les greffes de CSM et les cellules souches du sang générées artificiellement.

Un objectif visionnaire est la création d'"**usines cellulaires**" : Des bioréacteurs hautement automatisés qui produisent des cellules spécifiques aux patients, les reprogramment, les éditent génétiquement et les transplantent à nouveau - dans le cadre d'une thérapie de rajeunissement personnalisée.

Les sénolytiques (médicaments qui éliminent de manière ciblée les cellules sénescentes) pourraient également être testés de manière préclinique dans de tels systèmes. Cela permettrait d'adapter précisément les thérapies au profil biologique du patient - avec une meilleure efficacité et moins d'effets secondaires.

5.2.3 Le "jumeau numérique" du vieillissement

Une approche particulièrement ambitieuse dans la recherche technologique sur le vieillissement est le concept du "**jumeau numérique**" - un modèle dynamique d'un individu, alimenté par des données, qui **reproduit** ses **processus physiologiques, moléculaires et biochimiques en temps réel**. En médecine de la longévité, cela signifie

- Le jumeau numérique contient des données sur le génome, l'épigénome, le microbiome, le statut immunitaire, le profil hormonal , l'état métabolique, la qualité du sommeil, l'activité physique et l'exposition environnementale.

- Ces données sont continuellement mises à jour - par exemple par des wearables, des analyses de laboratoire, des capteurs.

- Le système calcule comment l'état biologique se modifie dans certaines conditions - par exemple en cas d'administration de médicaments, de changement de régime ou de stress.

- Cela permet de simuler des risques, de tester des interventions et de personnaliser la prévention - **avant que** des dommages biologiques ne surviennent.

Un exemple : le jumeau d'un homme de 45 ans présente un vieillissement épigénétique accéléré et des marqueurs d'inflammation élevés. Le modèle simule l'effet d'une restriction calorique combinée à un entraînement d'endurance et à des précurseurs de NAD+ - et montre un ralentissement du vieillissement de 10 %. En même temps, il calcule à quelle dose les effets secondaires sont probables. Le programme d'intervention réel peut être adapté en conséquence.

Ce principe n'est pas de la musique d'avenir - les premières entreprises comme **Q Bio**, **Human Longevity Inc.**, **LifeX Ventures** ou **Unlearn.AI** travaillent déjà sur des prototypes correspondants. La combinaison du **big data, de l'IA, de la biologie systémique et de l'infrastructure cloud** permet pour la première fois de concevoir la santé non plus de manière réactive, mais **de manière prédictive et simulée**.

Mais là encore, la protection des données, les questions éthiques, la validation médicale et l'acceptation sociale sont des obstacles majeurs. Les bénéfices pour les individus sont importants - mais seulement si les systèmes sont **transparents, contrôlés et accessibles de manière équitable**.

5.3 Les initiatives de recherche internationales et leurs objectifs

5.3.1 États-Unis, Europe, Asie - paysage mondial de la recherche

Au cours des deux dernières décennies, la recherche sur le vieillissement est passée d'un domaine marginal de la biomédecine à un **axe stratégique de la politique internationale de recherche**. Plusieurs États et organisations supranationales ont mis en place des programmes visant à **décrypter** les **bases biologiques du vieillissement**, à prévenir les maladies liées à l'âge et à prolonger **la durée de vie en bonne santé** de la population. **Des réseaux de recherche dotés d'excellents moyens**, qui travaillent de manière complémentaire mais aussi compétitive, voient ainsi le jour dans le monde entier.

ÉTATS-UNIS :
Les États-Unis jouent traditionnellement un rôle de premier plan dans la recherche biomédicale. Le **National Institute on Aging (NIA)**, qui fait partie des

National Institutes of Health (NIH), met chaque année des milliards à disposition pour promouvoir la recherche fondamentale et clinique sur le vieillissement. L'accent est mis en particulier sur

- le rôle des processus inflammatoires (inflammaging)
- voies de signalisation moléculaires (par ex. mTOR, sirtuines, AMPK)
- sénescence cellulaire
- Vieillissement du système immunitaire (immunosénescence)
- horloges épigénétiques et biomarqueurs

En outre, **des initiatives privées** dotées d'un énorme capital-risque ont vu le jour ces dernières années. Parmi les plus connues, on peut citer

- **Calico Labs** (une filiale d'Alphabet/Google)
- **Altos Labs** (soutenu entre autres par Jeff Bezos)
- **Unity Biotechnology**, **Juvenescence**, **BioAge Labs**, **Life Biosciences**

Ces entreprises poursuivent des objectifs ambitieux : du rajeunissement cellulaire à la reprogrammation biologique en passant par les sénolytiques. Beaucoup misent sur la combinaison de **l'IA, des technologies omiques et de la biologie cellulaire** pour développer de nouvelles thérapies.

Europe :
L'Europe soutient également la recherche sur le vieillissement de manière ciblée, mais de manière plus coordonnée avec le secteur public. Les initiatives importantes sont les suivantes :

- l'**Initiative de programmation conjointe - Plus d'années, de meilleures vies (JPI MYBL)**
- le **programme Healthy Ageing** de la Commission européenne
- Projets dans le **cadre d'Horizon Europe**, par exemple "Ageing in Digitised Societies".

De nombreux centres de recherche en Europe travaillent en outre de manière interdisciplinaire, par exemple :

- l'**Institut Max-Planck de biologie du vieillissement** (Cologne)

- l'**Institut Karolinska** (Suède)
- l'**Institut européen pour la biologie du vieillissement (ERIBA)** à Groningen

Ce qui est central pour l'Europe, c'est l'implication de la recherche dans les questions de **politique sociale, d'équité et de prévention dans le système de santé publique** - contrairement aux programmes américains qui sont plus technocratiques.

Asie :

Les pays asiatiques - en particulier **le Japon, la Corée du Sud, la Chine et Singapour** - investissent de plus en plus dans la recherche sur le vieillissement, notamment dans le contexte des défis démographiques. Au Japon, le "plus vieux pays du monde", de nombreux projets financés par le gouvernement sont menés pour prolonger la santé fonctionnelle , par exemple au **National Center for Geriatrics and Gerontology**.

La Chine investit massivement dans la **recherche génomique, l'IA et la médecine régénérative**, dans le but de devenir leader dans la course mondiale aux technologies de longévité. Des "zones de longévité" entières y sont créées, avec des infrastructures cliniques, des start-ups et des réseaux de laboratoires.

À **Singapour**, le **Healthy Longevity Translational Research Programme** a été créé et se concentre sur la prévention, le microbiome, les immunoalternes et le diagnostic précoce. Il existe en outre des stratégies de santé publique ciblées pour contrer structurellement la charge de morbidité liée à l'âge.

5.3.2 Objectifs, logiques de financement, conflits d'intérêts

Les objectifs des programmes de recherche internationaux sont variés - ils vont de la recherche scientifique fondamentale à l'exploitation économique des connaissances. Certains de ces objectifs peuvent être regroupés comme suit :

- **Alléger le système de santé** : le vieillissement est l'un des principaux moteurs des coûts de la santé. En ralentissant le vieillissement, on réduit les maladies chroniques - ce qui promet des économies à long terme.

- **Augmenter la capacité de travail des personnes âgées** : Si les personnes restent plus longtemps en bonne santé, elles peuvent travailler plus longtemps - un objectif central dans les économies vieillissantes.

- **Excellence scientifique et prestige géopolitique** : la recherche sur la longévité est de plus en plus considérée comme un domaine de recherche stratégique - comparable à l'espace ou à l'IA.

- **Moteur d'innovation pour l'industrie biotechnologique** : nouveaux médicaments, diagnostics, technologies de plateforme - le vieillissement est considéré comme un marché et pas seulement comme un phénomène biologique.

- **Intérêts militaires et de sécurité** : Aux États-Unis notamment, des fonds du ministère de la Défense sont alloués à des projets visant à rendre les soldats "biologiquement plus résilients".

Ce mélange crée **des tensions** entre l'intérêt public pour les connaissances et l'exploitation par le secteur privé. De nombreuses entreprises se financent par le biais de capital-risque et sont contraintes de **fournir**

des produits rapidement exploitables à - ce qui relègue parfois la validité scientifique au second plan.

De plus, **des conflits d'intérêts** apparaissent :

- Scientifiques impliqués dans des entreprises et siégeant en même temps dans des comités d'experts

- Études financées par des entreprises de suppléments ou de diagnostics

- Publications dans des revues proches de l'entreprise ne disposant pas d'un comité de lecture de qualité

De telles structures menacent la crédibilité de la recherche sur le vieillissement - et alimentent la critique selon laquelle il s'agirait d'un nouveau terrain de jeu de la "Health Tech Economy" et non d'une médecine sérieuse. La transparence, les normes éthiques et **une recherche publique indépendante** restent donc essentielles.

5.3.3 Comment la recherche se donne des priorités - et ce qui reste ouvert

Malgré tous les progrès réalisés, il reste de nombreuses **questions de recherche en suspens**, auxquelles il est essentiel de répondre pour que la médecine gériatrique puisse se développer de manière judicieuse :

- **Quelle est une valeur cible réaliste pour la durée de vie en bonne santé ?** Les gens doivent-ils vivre 120 ans - ou "seulement" 85 ans, mais sans fragilité ?

- **Quels marqueurs biologiques sont réellement pertinents sur le plan causal ?** Et lesquels sont simplement associatifs ?

- **Le vieillissement est-il individuel ?** Pouvons-nous développer des thérapies standardisées - ou faut-il une approche spécifique pour chaque personne ?

- **Combien de temps faut-il pour que de nouvelles thérapies anti-âge soient mises sur le marché ?** Et comment vérifie-t-on leurs effets à long terme ?

- **Comment réglementer de manière éthique de nouveaux procédés tels que la reprogrammation cellulaire ou l'édition du génome ?**

Il convient de répondre à ces questions non seulement sur le plan scientifique, mais aussi **sur le plan social et politique**. L'objectif doit être de considérer le vieillissement **non pas comme un défaut**, , mais comme un **processus naturel, mais influençable** - dans le respect de la dignité de la personne vieillissante.

La recherche internationale sur le vieillissement se trouve à un tournant : **deviendra-t-elle un nouveau chapitre de la médecine fondée sur les preuves - ou sera-t-elle le théâtre d'une surenchère économique, médiatique et technocratique ?** La réponse dépend de la culture de la recherche, de la réglementation, de l'éducation et du débat public.

6) Conclusion - Repenser le vieillissement

6.1 Entre progrès et fiction

6.1.1 L'état de la science - un point de vue réaliste

La recherche sur le vieillissement a fait des progrès impressionnants au cours des deux dernières décennies. Dans les années 1990 encore, le vieillissement était largement considéré comme un processus passif et irréversible - une conséquence de dommages cellulaires aléatoires, un "déclin" lent et inexorable des fonctions corporelles. Aujourd'hui, nous le savons : Le vieillissement est **un processus biologiquement régulé, orchestré de manière systémique et potentiellement influençable.** Il peut être accéléré, ralenti - et même, dans certaines conditions, partiellement inversé.

Nous disposons désormais de

- des connaissances solides sur le rôle de la **sénescence cellulaire**, de l'**épigénétique**, de **la fonction mitochondriale**, des **voies de signalisation** (par ex. mTOR, AMPK, IGF-1) et **des**

interactions systémiques (par ex. système immunitaire, microbiome, métabolisme)

- les premières **interventions** expérimentales susceptibles d'influencer de manière mesurable les processus de vieillissement - par exemple, la restriction calorique, la metformine, la rapamycine, les précurseurs NAD+, les substances sénolytiques

- **outils de diagnostic** comme les horloges épigénétiques, les profils inflammatoires, les données biométriques en temps réel

Néanmoins, de nombreuses promesses concernant ce qui est actuellement possible sur le plan médical sont **exagérées ou spéculatives**. Il n'existe **aucune méthode validée scientifiquement** dont il soit prouvé qu'elle prolonge significativement la vie des personnes en bonne santé. Le ralentissement de certains marqueurs du vieillissement ne signifie pas automatiquement un allongement de la vie - et encore moins un rajeunissement au niveau systémique.

En bref, **le progrès est réel - mais il est souvent présenté dans une mesure qui rivalise avec la science-fiction.**

6.1.2 Les récits de "l'immortalité" et leur utilisation abusive

Parallèlement aux progrès scientifiques, une **surenchère médiatique et commerciale s'est** développée autour du discours anti-âge. Elle suit un récit simple : le vieillissement est une maladie. Et toute maladie peut être guérie - un jour ou l'autre. Cette idée a un énorme pouvoir de rayonnement culturel : elle nourrit les espoirs, promet l'optimisation de soi, remet la mort en question. Elle génère une vision de la **vie techniquement contrôlée et prolongeable** - guidée par la science, la technologie et la discipline individuelle.

D'éminents représentants de ce point de vue parlent ouvertement de l'objectif de l'**immortalité biologique**. Ils font de la propagande :

- **transfert numérique de conscience ("mind uploading")**

- **conservation cryogénique** jusqu'à la réanimation

- **reprogrammation épigénétique pour une jeunesse cellulaire éternelle**

- **Vivre à plus de 120 ou même 150 ans** : une option réaliste

Ces visions ne sont pas fondamentalement irrationnelles - beaucoup sont basées sur des développements scientifiques réels, même s'ils sont très précoces. Mais elles deviennent problématiques lorsqu'elles :

- **médicalement exagérée**,
- **exploité commercialement**,
- **ne réfléchit pas sur le plan éthique** et
- être **répartis de manière inégale dans la société**.

Car ce qui est vendu comme progrès ne sert pas toujours l'homme - mais souvent les intérêts du marché. La longévité devient un produit de luxe que seuls les riches peuvent s'offrir. L'idée du "mieux vieillir" devient une **compétition**, un **symbole de statut social** - avec de nouvelles inégalités sociales et des conflits éthiques.

6.1.3 Ce que nous savons - et ce que nous ne savons pas

L'état actuel de la science permet quelques affirmations fondées - mais aussi des limites claires :

Ce que nous pouvons dire en toute bonne conscience

- Le vieillissement peut être influencé biologiquement - par le comportement, les médicaments, les conditions environnementales.

- Il est possible d'allonger la durée de vie en bonne santé - chez l'homme comme chez l'animal.

- Les biomarqueurs tels que les horloges épigénétiques offrent un diagnostic plus précis que l'âge calendaire.

- Des mesures telles que l'exercice physique, le sommeil, l'alimentation, l'intégration sociale et la réduction du stress ont un effet - non seulement préventif, mais également mesurable au niveau cellulaire.

- Il existe des substances prometteuses (par ex. les sénolytiques, la metformine, les précurseurs NAD+) - mais leur effet doit encore être étudié de manière approfondie chez l'homme.

Ce que nous ne savons pas - ou pas suffisamment :

- Si un véritable "rajeunissement" est possible - c'est-à-dire une inversion systémique des processus biologiques de vieillissement.

- Dans quelle mesure les procédures de reprogrammation sont sûres et efficaces à long terme.

- Si les thérapies développées aujourd'hui prolongent réellement l'espérance de vie chez l'homme.

- Comment le vieillissement diffère d'une personne à l'autre - et ce que cela signifie pour les thérapies.

- Quels sont les effets indésirables à long terme des interventions ciblées sur les personnes âgées ?

- Comment les systèmes sociaux doivent s'adapter lorsque le vieillissement est considéré comme une variable traitable.

La tâche de la recherche actuelle sur le vieillissement est donc d'**encourager la différenciation plutôt que la spéculation**. Elle doit rendre transparent ce qui est empiriquement prouvé - et ce qui reste (encore) une vision. Et elle doit en être consciente : **Plus les promesses sont grandes, plus la responsabilité est grande.**

6.2 Conséquences éthiques, sociales et en matière de santé publique

6.2.1 La question de l'équité : à qui profite la longévité ?

L'un des principaux problèmes éthiques dans le contexte de la recherche sur la longévité est le suivant : **qui aura accès aux technologies et aux thérapies qui peuvent influencer le vieillissement de manière mesurable ?** Alors que le développement scientifique progresse, **des différences massives d'accès apparaissent** déjà aujourd'hui - qu'il s'agisse de méthodes de diagnostic, de prévention individualisée ou de thérapies inédites.

- **Les obstacles financiers** : Les tests d'âge épigénétiques, les suppléments personnalisés, les traitements à base de cellules souches ou les retraites de longévité coûtent cher - parfois plusieurs milliers d'euros. En règle générale, ils ne sont pas pris en charge par les caisses d'assurance maladie obligatoires.

- **Inégalité géographique** : l'accès aux traitements innovants se concentre dans certaines régions : Des métropoles comme Boston, San Francisco, Zurich, Singapour ou Tokyo. Une grande partie de la population mondiale reste exclue.

- **Formation et compétences en matière de santé** : pour interpréter ses marqueurs épigénétiques, interpréter des études et prendre des décisions éclairées en matière de style de vie, il faut un haut niveau de formation - ce qui ne va pas de soi.

Le risque est de voir s'établir une **société médicale à deux vitesses** : Une partie privilégiée de la société optimise sa biologie et vit plus longtemps en bonne santé - tandis que d'autres sont touchés par les mêmes maladies que depuis des générations.

Il en résulte une obligation éthique : les résultats de la recherche sur le vieillissement ne doivent pas être exploités uniquement dans une optique commerciale - ils doivent **servir des objectifs de santé publique**, être répartis équitablement et être largement accessibles. La longévité ne doit pas devenir un luxe.

6.2.2 Vivre plus longtemps - mais comment ? Sens, participation, qualité de vie

Même si la durée de vie peut être techniquement allongée, la question demeure : **Que signifie vivre plus longtemps sur ? Et quel est le sens d'une longue vie si elle ne s'accompagne pas d'autonomie, de joie de vivre et de participation sociale ?**

Des considérations importantes dans ce contexte :

- **Prolonger la vie n'est pas synonyme de qualité de vie** : une personne de 95 ans en situation de dépendance vit plus longtemps - mais pas forcément mieux. L'espérance de vie en bonne santé (healthspan) est plus décisive que les années de vie pures.

- **L'intégration sociale est essentielle** : des études montrent que la solitude chez les personnes âgées augmente davantage le risque de mortalité que de nombreuses maladies chroniques. Une longue vie dans l'isolement n'est pas souhaitable.

- **Sens et objectif de vie** : de nombreuses personnes tirent leur sentiment de vie de la famille, du travail, de la culture, de la religion ou de l'engagement. Ces structures doivent évoluer avec l'âge - sinon la vie prolongée devient un fardeau.

En outre, la question des **rôles sociaux des personnes âgées** se pose : Comment s'organise une vie épanouie en dehors du travail rémunéré ? Comment peut-il favoriser la participation sociale des personnes âgées - dans les domaines de la formation, de la culture, du bénévolat, de la politique ?

La médecine de la longévité doit donc toujours être associée à **des questions de culture de la vieillesse**. Il ne s'agit pas seulement de maintenir les cellules du corps jeunes, mais de soutenir les personnes **de manière globale** dans leurs dernières années de vie - physiquement, socialement et psychiquement.

6.2.3 Réglementation, éducation et responsabilité

Les progrès rapides de la recherche sur le vieillissement nécessitent de toute urgence **des garde-fous sociaux et juridiques clairs**. Plusieurs dimensions sont en jeu :

- **Autorisation et contrôle des thérapies** : De nombreux produits anti-âge dont on fait aujourd'hui la publicité échappent aux structures de régulation classiques - comme les compléments alimentaires ou les diagnostics personnalisés de longévité. Dans ce domaine, **des normes claires, des exigences en matière d'études et des instances de contrôle** sont nécessaires pour protéger les consommateurs.

- **Éviter le marketing pseudo-scientifique** : les promesses médicales sans preuves solides devraient être classées par la loi comme trompeuses. Le terme "scientifiquement testé" nécessite des définitions précises.

- **Protection des données et biométrie** : quiconque propose des tests épigénétiques, des analyses microbiologiques ou des jumeaux numérisés doit satisfaire à des exigences élevées en matière de protection et de souveraineté des données. Les données de santé ne doivent pas devenir une **matière première commerciale** exploitée sans contrôle.

- **Information médiatique et travail éducatif** : le public doit apprendre à faire la différence : Qu'est-ce qui est réaliste, qu'est-ce qui est spéculatif, qu'est-ce qui est dangereux ? Les médias, les institutions éducatives et les organisations de santé devraient fournir des informations fondées sur l'état réel de la médecine gériatrique - sans alarmisme ni euphorie.

- **Responsabilité de la science** : les chercheurs ont le devoir de communiquer leurs découvertes de manière responsable, de ne pas susciter d'espoirs irréalistes et de se défendre contre toute appropriation par des intérêts commerciaux.

En bref : la médecine de la longévité n'a pas seulement besoin de laboratoires - mais aussi **de forums éthiques, de contrôle démocratique et de dialogue social**. C'est la seule façon d'éviter qu'un progrès médical ne se transforme en risque social.

6.3 Une perspective réaliste - comprendre le vieillissement, ne pas le nier

6.3.1 Le retour à la réalité biologique

L'histoire du mouvement anti-âge est jalonnée de grandes promesses, de profondes déceptions et d'espoirs cycliques. Aujourd'hui, à l'ère des diagnostics moléculaires, des approches thérapeutiques personnalisées et des modèles prédictifs basés sur l'IA, la médecine semble plus proche que jamais du mythe de la jeunesse éternelle. Mais c'est précisément à ce moment-là qu'il est important de conserver un **regard réaliste sur le vieillissement** - biologique, médical et social.

Le vieillissement n'est pas une erreur, un défaut ou une maladie au sens classique du terme. C'est un **principe évolutif** profondément ancré dans la génétique, la physiologie et la biologie cellulaire de chaque organisme. Il sert à réguler les cycles de vie, à gérer la dynamique des populations et à mettre en œuvre des priorités énergétiques. Le vieillissement est l'expression d'une **complexité et non d'un manque**.

Une approche moderne du vieillissement, fondée sur la science, exige donc

- Acceptation du **caractère biologiquement limité de** la vie humaine
- Comprendre les **différences individuelles** dans le processus de vieillissement

- Se concentrer sur **la durée de vie en bonne santé** plutôt que sur la simple prolongation de la vie

- Ouverture aux innovations thérapeutiques - mais avec mesure et scepticisme basé sur les preuves

Le plus grand progrès n'est pas de "vaincre" le vieillissement, mais de le **comprendre et de le gérer intelligemment** - au niveau cellulaire, médical, psychologique et social.

6.3.2 La responsabilité de la médecine - et de la société

La médecine est à l'aube d'un nouveau chapitre : au lieu de se contenter de traiter les maladies, elle pourra à l'avenir également influencer la base biologique du vieillissement. Cela implique **de nouvelles responsabilités** - pour les médecins, pour les chercheurs, pour les décideurs politiques et pour la société dans son ensemble.

- Les médecins doivent apprendre non seulement à poser des diagnostics, mais aussi **à évaluer le vieillissement biologique de manière individuelle** - et à accompagner les personnes pendant des années, également à titre préventif et pas seulement à titre curatif.

- Les chercheurs doivent développer des méthodes qui **ne sont pas seulement efficaces, mais aussi sûres, équitables et durables** - et ne pas se laisser entraîner par les intérêts médiatiques ou commerciaux.

- La politique de santé doit s'adapter au fait que la prévention, le diagnostic et les thérapies ne sont plus organisés de manière rigide en fonction des maladies, mais **sont orientés vers les processus**, **multifactoriels** et **individuels**.

- Les sociétés doivent apprendre que le vieillissement n'est pas un déficit - mais une **partie inévitable, mais influençable, du développement humain,** qui doit également être organisée sur le plan culturel, social et existentiel.

Le défi est énorme : il ne s'agit pas de savoir si nous pouvons abolir le vieillissement - mais **comment nous voulons vivre avec le vieillissement** lorsque nous le comprenons mieux.

6.3.3 Vieillir comme un processus, pas comme un ennemi

Le changement de perspective le plus important que la recherche sur le vieillissement peut initier est peut-être **la déshumanisation de la vieillesse**. Le vieillissement ne doit plus être considéré comme un "adversaire de la vie", mais comme **un accompagnateur du processus de vie**, une **réalité biologique** que nous pouvons aborder avec curiosité, responsabilité et aussi avec l'envie de créer.

La recherche peut et doit aider à décrypter les processus de vieillissement, à soulager la souffrance, à prolonger l'autonomie et à améliorer la qualité de vie. Mais elle ne doit pas tomber dans l'illusion - et ne doit pas non plus commercialiser cette illusion - qu'une vie plus longue est automatiquement une vie meilleure.

Au lieu de cela, il faut une culture du **vieillissement compétent** :

- Vieillir comme un défi, pas comme une tare
- Le vieillissement comme processus de **maturation, de reconversion et de réévaluation**

- Vieillir comme partie intégrante de la **construction** biographique **de soi** - non pas en dépit, mais en raison de sa finitude

En ce sens, le message le plus important de la recherche moderne sur le vieillissement n'est pas : "Nous pouvons vivre éternellement". Mais plutôt : **"Nous pouvons mieux vieillir - si nous le prenons enfin au sérieux"**.

7. conclusion

Au terme de ce voyage à travers la biologie cellulaire, l'épigénétique, la technologie, l'éthique et les visions sociétales, une conclusion s'impose, plus grande que n'importe quelle thérapie ou découverte individuelle : **nous sommes à l'aube d'une nouvelle ère dans la compréhension du vieillissement**.

Jamais auparavant l'humanité n'en a su autant sur les bases biologiques du vieillissement. Jamais auparavant on n'avait disposé d'autant d'outils de diagnostic, d'approches préventives et d'options thérapeutiques pour comprendre le(s) vieillissement(s) - non pas comme une tare, mais comme un processus dynamique et influençable. L'approche scientifique du vieillissement est aujourd'hui **plus précise, plus interdisciplinaire et plus humaine** que jamais.

En même temps, nous savons : Le vieillissement n'est pas seulement une question de molécules et de voies de signalisation. C'est aussi une question de **dignité, d'expérience, d'adaptation et de sens**. Le vieillissement ne se produit pas seulement dans le corps - il se déroule dans les biographies, dans les relations, dans les sociétés.

Ce livre n'a pas été conçu pour donner des réponses simples. Il devait permettre **de s'orienter** sur la distinction à faire aujourd'hui entre mythe et science, entre marché et médecine, entre optimisme et réalisme. Et il devrait être clair : Le véritable défi n'**est pas de vaincre le vieillissement**, mais d'**y faire face de manière compétente, responsable et digne de l'être humain**.

Ce que l'on appelle la "médecine de la longévité" n'est pas un battage médiatique, mais un changement de paradigme médical très prometteur. Mais elle ne déploiera son potentiel que si elle ne **se laisse pas absorber par la logique du marché ou l'euphorie technologique**. Elle doit

- reposent sur une science solide,
- être transparents, équitables et accessibles
- garder une vue d'ensemble - l'être humain, pas seulement ses biomarqueurs

Une médecine moderne pour les personnes âgées n'est pas une médecine mécanique. Elle est **un accompagnement responsable de la vie**. Elle renforce l'autonomie, prolonge l'indépendance, protège contre les souffrances inutiles et donne de l'espace pour la maturation. Elle reconnaît que le vieillissement recèle aussi des potentiels : Pour un changement de perspective, pour la réflexion, pour la transmission de l'expérience et pour une nouvelle forme de force - au-delà de la jeunesse.

L'objectif ne doit pas être de conserver un "corps parfait" jusqu'à 120 ans. L'objectif devrait être de **mener une vie autodéterminée, saine et épanouie aussi longtemps que possible** - avec l'option d'**accompagner et d'organiser** le processus naturel du vieillissement de **manière éclairée**.

Si nous voulons repenser le vieillissement, nous avons besoin de plus que le progrès - nous avons aussi besoin de **maturité, de mesure, d'éclaircissement et d'humanité**.

Le vieillissement n'est pas le contraire de la jeunesse. C'est **sa continuation d'une autre manière**. Ce n'est pas un déclin, mais une transformation. Pas un défaut, mais un rythme de vie. Une régression rythmée - oui. Mais aussi une construction en profondeur, en expérience et souvent en liberté intérieure.

Ce livre est une invitation à ne plus considérer le vieillissement **comme un accident biologique ou une tare**

culturelle. Mais comme quelque chose que l'on peut **comprendre, organiser et apprécier** - de manière scientifiquement fondée, avec un accompagnement critique et une sensibilité humaine.

Si nous sommes capables de démasquer les illusions anti-âge sans rejeter le progrès - si nous considérons le vieillissement comme un processus naturel sans l'accepter passivement - et si nous apprenons à gérer les nouvelles possibilités médicales avec sagesse et équité - alors nous aurons beaucoup gagné en tant que société.

Pas quelques années supplémentaires. Mais **un nouveau rapport à la vie elle-même**.

Glossaire - Termes clés par chapitre

Chapitre 2 - Comment se produit le vieillissement : Biologie d'un phénomène universel

- **Sénescence cellulaire**
  État dans lequel les cellules cessent de se diviser mais ne meurent pas - elles favorisent l'inflammation et le vieillissement des tissus.
  → Voir chapitre 2.2

- **Télomères**
  Capsules protectrices situées aux extrémités des chromosomes, qui se raccourcissent à chaque division cellulaire et sont considérées comme des marqueurs de l'âge cellulaire.
  → Voir chapitre 2.3

- **Stress oxydatif**
  État dans lequel les espèces réactives de l'oxygène endommagent les composants cellulaires. Considéré comme le principal moteur du vieillissement.
  → Voir chapitre 2.4

- **Mitochondries**
  Organes cellulaires produisant de l'énergie ; leur dysfonctionnement joue un rôle central dans les processus liés à l'âge.
  → Voir chapitre 2.4

Chapitre 3 - L'état de la science : ce que nous savons vraiment

- **Épigénétique**

  Science des fonctions génétiques variables sans modification de la séquence d'ADN, par exemple par méthylation.

  → Voir chapitre 3.2

- **Reprogrammation**

  Transformation de cellules somatiques matures en un état plus jeune ou pluripotent par des interventions épigénétiques ciblées.

  → Voir chapitre 3.2

- **Cellules souches**

  Cellules indifférenciées qui se développent en différents types de cellules et peuvent être utilisées pour la régénération des tissus.

  → Voir chapitre 3.3

- **Senolytiques**

  Substances actives destinées à tuer de manière ciblée les cellules sénescentes et à réduire ainsi les dommages liés à l'âge.

  → Voir chapitre 3.5

- **Autophagie**

  Processus de nettoyage cellulaire au cours duquel les composants cellulaires endommagés sont dégradés ; favorise la santé cellulaire.

  → Voir chapitre 3.5

Chapitre 4 - L'industrie anti-âge : désir, marché et réalité

- **Biohacking**
  Expériences d'auto-optimisation biologique, souvent sans fondement scientifique avéré.
  → Voir chapitre 4.1

- **Marché de la longévité**
  Industrie autour des produits anti-âge, des diagnostics, des compléments alimentaires et des offres de style de vie pour prolonger la vie.
  → Voir chapitre 4.1

- **Pseudo-science**
  Affirmations ou méthodes qui semblent scientifiques, mais qui ne résistent pas à un examen empirique.
  → Voir chapitre 4.2

- **Période de santé (Healthspan)**
  Période de la vie d'une personne pendant laquelle elle ne souffre pas de maladie chronique ou de limitation fonctionnelle.
  → Voir chapitre 4.3

Chapitre 5 - L'avenir de la recherche sur le vieillissement

- **Médecine de la longévité**
  Nouvelle spécialité médicale visant à prolonger la durée de vie en bonne santé par le diagnostic, la prévention et le traitement des processus liés au vieillissement.
  → Voir chapitre 5.1

- **Intelligence artificielle (IA)**
  Logiciel qui, sur la base de grandes quantités de

données, reconnaît des modèles, fait des pronostics et propose des thérapies.
→ Voir chapitre 5.2

- **Jumeaux numériques**
Modèles virtuels de processus biologiques individuels permettant de simuler des effets thérapeutiques et de prédire les risques.
→ Voir chapitre 5.2

- **Organoïdes**
Reproductions miniaturisées d'organes humains, cultivées à partir de cellules souches, destinées à la recherche et au test de médicaments.
→ Voir chapitre 5.2

- **Substances sénomorphes**
Substances actives qui n'éliminent pas les cellules sénescentes, mais qui régulent leur activité nocive.
→ Voir chapitre 5.2

Chapitre 6 - Conclusion : repenser le vieillissement

- **Diagnostic biologique de l'âge**
Méthode permettant de déterminer l'âge biologique (non calendaire) à l'aide de paramètres épigénétiques, métaboliques et fonctionnels.
→ Voir chapitre 6.1

- **Prolongation de la vie vs. qualité de vie**
Distinction entre le simple gain d'années de vie et le

bien-être subjectif et fonctionnel dans la vieillesse.
→ Voir chapitre 6.2

- **Égalité d'accès**
Concept visant à rendre les innovations médicales accessibles à toutes les couches de la population.
→ Voir chapitre 6.2

- **Vieillir avec compétence**
Culture de la gestion consciente, active et autodéterminée des défis et des opportunités de la vieillesse.
→ Voir chapitre 6.3

Bibliographie

Austad, S. N. (2019). *Methuselah's zoo : What nature can teach us about living longer, healthier lives.* MIT Press.

Barzilai, N., Crandall, J. P., Kritchevsky, S. B., & Espeland, M. A. (2016). La metformine comme outil de ciblage du vieillissement. *Cell Metabolism, 23*(6), 1060-1065.
https://doi.org/10.1016/j.cmet.2016.05.011

Blagosklonny, M. V. (2013). Le vieillissement n'est pas programmé : le pseudo-programme génétique est une ombre du développement. *Aging, 5*(8), 653-661.
https://doi.org/10.18632/aging.100591

Campisi, J., & d'Adda di Fagagna, F. (2007). La sénescence cellulaire : quand les mauvaises choses arrivent aux bonnes cellules. *Nature Reviews Molecular Cell Biology, 8*(9), 729-740.
https://doi.org/10.1038/nrm2233

Church, G. M., Regis, E., & Kosinski, L. (2014). *Regenesis : How synthetic biology will reinvent nature and ourselves.* Basic Books.

Cohen, A. A. (2016). Dynamique des systèmes complexes dans le vieillissement : Nouvelles preuves, questions persistantes. *Biogerontology, 17*(1), 205-220. https://doi.org/10.1007/s10522-015-9584-x

Fahy, G. M., Brooke, R. T., Watson, J. P., Good, Z., Vasanawala, S. S., Maecker, H., ... Horvath, S. (2019). Inversion du vieillissement épigénétique et des tendances immunosénescentes chez l'homme. *Aging Cell, 18*(6), e13028.
https://doi.org/10.1111/acel.13028

Fontana, L., & Kennedy, B. K. (2021). Promouvoir la santé et la longévité par l'alimentation : des organismes modèles à l'homme. *Cell, 184*(6), 1539-1555.
https://doi.org/10.1016/j.cell.2021.02.019

Gladyshev, V. N. (2021). Le fond zéro de la vie organisationnelle et du vieillissement. *Trends in Molecular Medicine, 27*(1), 11-19.
https://doi.org/10.1016/j.molmed.2020.10.002

Horvath, S. (2013). Âge de méthylation de l'ADN des tissus et des types de cellules humains. *Genome Biology, 14*, R115.
https://doi.org/10.1186/gb-2013-14-10-r115

Kennedy, B. K., Berger, S. L., Brunet, A., Campisi, J., Cuervo, A. M., Epel, E. S., ... Rando, T. A. (2014). Géroscience : Lier l'âge aux maladies chroniques. *Cell, 159*(4), 709-713.
https://doi.org/10.1016/j.cell.2014.10.039

Kirkland, J. L., Tchkonia, T., Zhu, Y., Niedernhofer, L. J., & Robbins, P. D. (2017). Le potentiel clinique des médicaments sénolytiques. *Journal of the American Geriatrics Society, 65*(10), 2297-2301.
https://doi.org/10.1111/jgs.14969

López-Otín, C., Blasco, M. A., Partridge, L., Serrano, M., & Kroemer, G. (2013). Les marques du vieillissement. *Cell, 153*(6), 1194-1217. https://doi.org/10.1016/j.cell.2013.05.039

Mattson, M. P., Longo, V. D., & Harvie, M. (2017). Impact du jeûne intermittent sur la santé et les processus pathologiques. *Ageing Research Reviews, 39*, 46-58.
https://doi.org/10.1016/j.arr.2016.10.005

Miller, R. A. (2001). Biomarkers of aging : Prediction of biological age and life expectancy. *The Journals of Gerontology : Series A, 56*(6), B301-B309. https://doi.org/10.1093/gerona/56.6.B301

Moskalev, A. A., Aliper, A. M., Smit-McBride, Z., Buzdin, A., Zhavoronkov, A. (2016). Génétique et épigénétique du vieillissement et de la longévité. *Cell Cycle, 15*(11), 1390-1402. https://doi.org/10.1080/15384101.2016.1152433

Niedernhofer, L. J., Kirkland, J. L., & Ladiges, W. (2017). Points finaux de pathologie moléculaire utiles pour les études sur le vieillissement. *Ageing Research Reviews, 35*, 241-249. https://doi.org/10.1016/j.arr.2016.10.003

Partridge, L., Deelen, J., & Slagboom, P. E. (2018). Faire face aux défis mondiaux du vieillissement. *Nature, 561*(7721), 45-56. https://doi.org/10.1038/s41586-018-0457-8

Rando, T. A., & Wyss-Coray, T. (2021). Vieillissement asynchrone, contagion et numérique. *Nature Aging, 1*, 29-35. https://doi.org/10.1038/s43587-020-00008-w

Schäfer, M. (2022). *Vivre longtemps : Stratégies médicales contre le vieillissement*. C. H. Beck.

Sinclair, D., & LaPlante, M. (2019). *Lifespan : Why we age-und why we don't have to*. Atria Books.

Snyder, M. P., Chen, R., & Menon, V. (2019). Profilage omique personnel : un outil pour la médecine de précision. *Cell, 157*(1), 241-250. https://doi.org/10.1016/j.cell.2014.02.018

Tchkonia, T., Zhu, Y., van Deursen, J., Campisi, J., & Kirkland, J. L. (2013). La sénescence cellulaire et le phénotype secret sénescent : opportunités thérapeutiques. *The Journal of Clinical Investigation, 123*(3), 966-972. https://doi.org/10.1172/JCI64098

Turner, N. J., & Badylak, S. F. (2013). Régénération à partir de cellules souches adultes endogènes : avancées, défis et orientations futures. *JAMA Surgery, 148*(3), 279-284. https://doi.org/10.1001/jamasurg.2013.209

Tableau récapitulatif : les produits anti-âge modernes sérieux et leurs substances actives

Ci-dessous figurent les principaux médicaments ou interventions anti-âge actuellement étudiés de manière sérieuse. Le tableau contient la mesure concernée, le mécanisme d'action biologique supposé ainsi qu'une évaluation des preuves cliniques chez l'homme :

Moyens / Thérapie	Substance active / Mécanisme	Niveau de preuve (personnes)
Metformine	Activation de l'AMPK, réduction de la glycémie & de l'IGF-1	Élevé (surtout chez les diabétiques)
Rapamycine (sirolimus)	Inhibition de mTOR, retard du vieillissement cellulaire	Moyen - études cliniques en cours
Précurseurs de NAD$^+$ (par exemple NMN, NR)	Promotion de la fonction mitochondriale, réparation de l'ADN	Moyen - premières études prometteuses
sénolytiques (par ex. dasatinib + quercétine)	Élimination des cellules sénescentes	Limité - actuellement, surtout des modèles animaux

Moyens / Thérapie	Substance active / Mécanisme	Niveau de preuve (personnes)
Restriction calorique / jeûne par intervalles	Inhibition de mTOR, promotion de l'autophagie	Élevé - bien établi sur le plan épidémiologique et expérimental
Spermidine	Induction de l'autophagie, nettoyage cellulaire	Moyen - premières études contrôlées disponibles
Resvératrol	Activation de la sirtuine, effet antioxydant	Faible - données expérimentales fortes sur les animaux
Activité physique (endurance, force)	Amélioration de la biogenèse mitochondriale, résistance au stress	Élevé - bien étayé par des études
Mélatonine (pour la chronorégulation)	Stabilisation du rythme circadien, effet antioxydant	remède - surtout pour le sommeil et la fonction immunitaire
Vitamine D + acides gras oméga-3 (combinaison)	Immunomodulateur, anti-inflammatoire, cardioprotecteur	Moyen - bien étudié chez les adultes âgés

Cet aperçu montre clairement qu'il existe d'ores et déjà **plusieurs interventions scientifiquement vérifiables** qui peuvent retarder le vieillissement ou au moins prolonger la durée de vie en bonne santé. En même temps, il est clair que toutes les approches prometteuses ne sont pas encore mûres pour une application clinique à grande échelle.

***